Kohlhammer

Der Autor

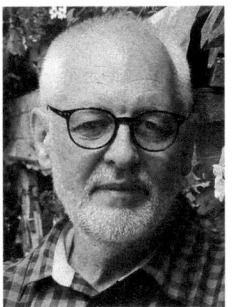

Dr. Michael Bohn, Facharzt für Kinderheilkunde und Jugendmedizin, Schwerpunkt Neonatologie, Oberarzt am St. Bernward Krankenhaus, Klinik für Neonatologie in Hildesheim, Dozent in der Kinderkrankenpflege und Hebammenausbildung.

Michael Bohn

Kinderheilkunde

Betreuung, Vorsorge und typische
Krankheitsbilder im ersten Lebensjahr

Verlag W. Kohlhammer

Dieses Werk einschließlich aller seiner Teile ist urheberrechtlich geschützt. Jede Verwendung außerhalb der engen Grenzen des Urheberrechts ist ohne Zustimmung des Verlags unzulässig und strafbar. Das gilt insbesondere für Vervielfältigungen, Übersetzungen, Mikroverfilmungen und für die Einspeicherung und Verarbeitung in elektronischen Systemen.

Die Wiedergabe von Warenbezeichnungen, Handelsnamen und sonstigen Kennzeichen in diesem Buch berechtigt nicht zu der Annahme, dass diese von jedermann frei benutzt werden dürfen. Vielmehr kann es sich auch dann um eingetragene Warenzeichen oder sonstige geschützte Kennzeichen handeln, wenn sie nicht eigens als solche gekennzeichnet sind.

Es konnten nicht alle Rechtsinhaber von Abbildungen ermittelt werden. Sollte dem Verlag gegenüber der Nachweis der Rechtsinhaberschaft geführt werden, wird das branchenübliche Honorar nachträglich gezahlt.

Dieses Werk enthält Hinweise/Links zu externen Websites Dritter, auf deren Inhalt der Verlag keinen Einfluss hat und die der Haftung der jeweiligen Seitenanbieter oder -betreiber unterliegen. Zum Zeitpunkt der Verlinkung wurden die externen Websites auf mögliche Rechtsverstöße überprüft und dabei keine Rechtsverletzung festgestellt. Ohne konkrete Hinweise auf eine solche Rechtsverletzung ist eine permanente inhaltliche Kontrolle der verlinkten Seiten nicht zumutbar. Sollten jedoch Rechtsverletzungen bekannt werden, werden die betroffenen externen Links soweit möglich unverzüglich entfernt.

1. Auflage 2023

Alle Rechte vorbehalten
© W. Kohlhammer GmbH, Stuttgart
Gesamtherstellung: W. Kohlhammer GmbH, Stuttgart

Die enthaltenen Fotografien wurden vom Autor selbst erstellt.

Print:
ISBN 978-3-17-038020-2

E-Book-Formate:
pdf: ISBN 978-3-17-038021-9
epub: ISBN 978-3-17-038022-6

Inhalt

Einleitung		9
1	**Geburt und postnatale Adaptation**	**11**
1.1	Definitionen entsprechend der Publikation von March of Dimes et al. (2012)	11
1.2	Physiologie der normalen Adaptation	12
1.3	Maßnahmen bei gestörter Adaptation	14
1.4	Ursachen gestörter Adaptation	17
2	**Überwachung der normalen Entwicklung**	**18**
2.1	Vorsorgeuntersuchungen	18
2.2	Scores und Tabellen	20
2.3	Elternberatung	22
2.4	Unterstützende Maßnahmen	22
2.5	Impfungen	23
3	**Ernährung**	**25**
3.1	Kostaufbau	26
3.2	Säuglingsnahrungen	27
3.3	Spezielle Diäten	28
4	**Infektionserkrankungen**	**30**
4.1	Bakterielle Infektionen	34
	4.1.1 Frühe Infektion	34
	4.1.2 Späte Infektionen	34
	4.1.3 Spezifische Infektionen älterer Kinder	35
	4.1.4 Ureaplasmen	36
4.2	Virale Infektionen	36
	4.2.1 Virusinfektionen mit morbilliformen (masernähnlichem) Exanthem	36
	4.2.2 Infektionen mit vesikulärem Exanthem	39
	4.2.3 Weitere wichtige Viruserkrankungen	41
4.3	Weitere Infektionen (Vibrionen, Plasmodien etc.)	47
4.4	Pilzinfektionen	48
5	**Erkrankungen des zentralen und peripheren Nervensystems**	**50**
5.1	Angeborene Fehlbildungen	50
5.2	Schädigungen in der peripartalen und neonatalen Periode	57

		5.2.1	Blutungen	57
		5.2.2	Geburtsverletzungen	58
		5.2.3	Durchblutungsstörungen	63
	5.3	Infektionen		64
	5.4	Chronische Erkrankungen		64
	5.5	Besonderheiten des zentralen Nervensystems (ZNS) im Kindesalter		67

6 Erkrankungen der Atemorgane 68
6.1 Besonderheiten und Schädigungen in der neonatalen Periode 68
6.2 Angeborene Fehlbildungen 71
6.3 Infektionen 75
6.4 Chronische Erkrankungen 76
6.5 Atemregulation 79

7 Erkrankungen des Herz-Kreislaufsystems 80
7.1 Angeborene Fehlbildungen 80
7.2 Probleme in der neonatalen Periode 81
      7.2.1 Einzelne Herzfehler nach Häufigkeit 82
      7.2.2 Rhythmusstörungen 84
7.3 Infektionen 87
7.4 Chronische Erkrankungen 88

8 Erkrankungen des Verdauungssystems 89
8.1 Angeborene Fehlbildungen 89
8.2 Probleme in der neonatalen Periode 100
8.3 Infektionen 104
8.4 Chronische Erkrankungen 105

9 Erkrankungen der Nieren und Harnwege 107
9.1 Angeborene Fehlbildungen 107
9.2 Probleme in der neonatalen Periode 108
9.3 Infektionen 109
9.4 Chronische Erkrankungen 109
9.5 Nierenvenenthrombose 110

10 Erkrankungen des Bewegungsapparats 111
10.1 Angeborene Fehlbildungen 111
      10.1.1 Fehlbildungen der Extremitäten 111
      10.1.2 Fehlbildungen Rumpf 115
      10.1.3 Gelenkfehlstellungen 116
10.2 Probleme in der peripartalen und neonatalen Periode 117
10.3 Infektionen 117
10.4 Chronische Erkrankungen 118

11 Erkrankungen der Haut 123
11.1 Angeborene Fehlbildungen 123
11.2 Veränderungen in der neonatalen Periode 124

	11.3	Infektionen	127
	11.4	Chronische Erkrankungen	128
12	**Unfälle**		**130**
	12.1	Frakturen	130
		12.1.1 Geburtshilfliche Verletzungen	130
		12.1.2 Schädelfrakturen	132
		12.1.3 Kindesmisshandlung	132
	12.2	Verbrühung, Verbrennung	133
	12.3	Ingestionsunfälle	134
13	**Untersuchungstechniken**		**135**
	13.1	Blutentnahme	135
	13.2	Punktionen	136
	13.3	Ultraschall	137
	13.4	Röntgen und CT	138
	13.5	MRT	138
	13.6	Szintigraphie	139
	13.7	PET-CT und PET-MRT	139

Literatur **140**

Stichwortverzeichnis **143**

Einleitung

Die Beratungstätigkeit von Hebammen umfasst die Phase vor der Geburt bis hin zum ersten Lebensjahr des Kindes. Insbesondere Familienhebammen sind in der Anfangszeit die wichtigsten Ratgeber für Eltern. Hebammen müssen in der Lage sein, auffällige Situationen von Neugeborenen und Säuglingen frühzeitig zu erkennen, wobei sie über ein Basiswissen von Diagnostik, therapeutischen Verfahren und Prophylaxen verfügen müssen. Zudem sollten sie die Notwendigkeit von Impfungen und die Inhalte von Vorsorgeuntersuchungen sowie die Grundlagen einer gesunden Ernährung vermitteln können. Sie sollten außerdem in der Lage sein, Fragen zu Geburt, Frühgeburt und Krankheiten kompetent beantworten zu können. Das Buch beinhaltet Grundlagenwissen zu den genannten Themen der Kinderheilkunde.

Die besondere Herausforderung für den Beruf der Hebamme besteht unter anderem darin, dass es sich nicht nur um eine zu betreuende Person handelt, sondern Mutter und Kind versorgt werden müssen. Dabei kann der Aufwand für Kind oder Mutter sehr unterschiedlich sein. Hinzu kommt noch, dass eine werdende oder gerade gewordene Mutter ihre Bedürfnisse und Probleme durchaus klar und konkret äußern kann. Für das werdende oder neugeborene Kind gilt dies nicht im gleichen Maß. Daher ist eine fundierte Ausbildung für die Beurteilung notwendig. Die Einführung eines Bachelorstudiums für Hebammenwissenschaft würdigt auf der einen Seite die besondere Verantwortung des Berufes, ist aber auch gleichzeitig eine Herausforderung an die Studieninhalte, um dem komplexen Thema gerecht zu werden.

Die Beschreibung des Buchs beginnt mit der Geburt und der normalen Adaptation an das extrauterine Leben. Wichtige Hilfen für die Unterscheidung einer gestörten Anpassung werden in Form von Scores und Tabellen dargestellt. In den weiteren Kapiteln werden dann die Infektionserkrankungen und nachfolgend Erkrankungen der einzelnen Organsysteme besprochen. Kapitel über Verletzungen und die gängigen Untersuchungstechniken fassen die wesentlichen Punkte zusammen.

Es wurde bewusst darauf verzichtet, einzelne Medikamente und Dosierungen im Detail zu erwähnen, da hier nicht ein weiteres Therapiehandbuch geschaffen werden sollte. Die Intention war es, wichtige Krankheitsbilder und Therapieoptionen übersichtlich darzustellen und damit eine Grundlage für die Elternbegleitung zu schaffen. Wer detaillierte Therapietabellen und -verfahren nachlesen möchte, sei auf die neonatologischen Standardwerke verwiesen.

1 Geburt und postnatale Adaptation

1.1 Definitionen entsprechend der Publikation von March of Dimes et al. (2012)

Um im weiteren Verlauf eindeutige Zuordnungen zu haben, werden hier die Definitionen angeführt:

- Reifgeborenes:
  - Nach Geburtsgewicht: Kind mit ≥ 2.500 g und ≤ 4000 g, welches nach risikofreier Schwangerschaft und komplikationsloser Entbindung ohne Krankheitserscheinungen geboren wurde
  - Nach Gestationsalter: Kind, das nach 37 (37 + 0) komplett abgeschlossenen und vor 42 (42 + 0) vollendeten Schwangerschaftswochen geboren wurde
- Frühgeborenes:
  - Extreme Frühgeburt: < 28 SSW
  - Sehr Frühgeborenes: 28 bis < 32 SSW
  - Moderate oder späte Frühgeburt: 32 bis < 37 SSW

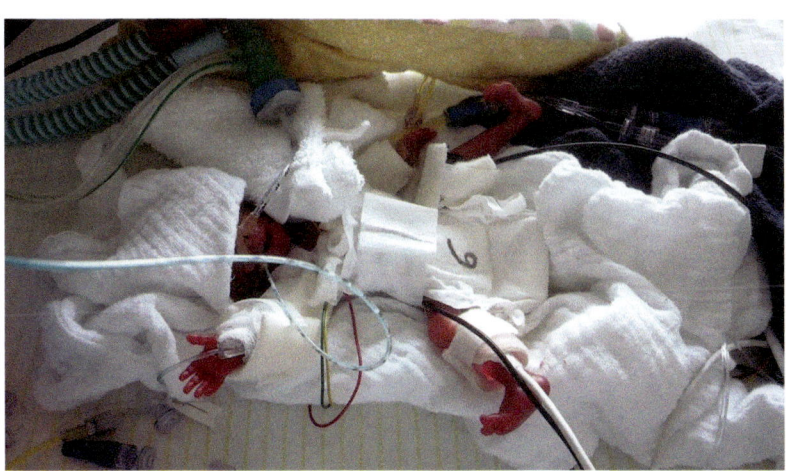

Abb. 1.1: Extrem Frühgeborenes

- Übertragen: Geburt nach 42 SSW oder 294 Tagen
- SGA (small size for gestational age): Gewicht unter der 10. Perzentile
- LBW (low birth wight) niedriges Geburtsgewicht, Hypotrophie: Neugeborene mit einem Gewicht < 2.500 g, diese Gruppe kann SGA und Frühgeborene enthalten

- LGA (large for gestational age): Gewicht über der 90. Perzentile
- Hypertrophie, Makrosomie: Gewicht je nach Definition über 4.000 bzw. 4.500 g
- Gestationsalter: Dauer der Schwangerschaft von 1. Tag der letzten Menstruation
- Neugeborenes: ab Geburt bis zum vollendeten 28. Lebenstag
- Säugling: ab Beginn des 29. Lebenstages bis zum vollendeten 12. Lebensmonat

Die angeführten Definitionen mit den absoluten Geburtsgewichten, die sich nicht auf das Schwangerschaftsalter beziehen, können sehr heterogen sein und sind daher für den Alltag nur eingeschränkt hilfreich. Für die Beurteilung der Entwicklung spielt jedoch auch das erreichte Reifealter eine entscheidende Rolle. In diesem Buch werden daher in der Regel die Definitionen für SGA und LGA genutzt.

1.2 Physiologie der normalen Adaptation

Die Adaptation an das Leben außerhalb der Mutter beginnt mit dem Durchtrennen der Nabelschnur. Die Vorgänge sind vielfältig und zum Teil voneinander abhängig. Aus didaktischen Gründen werden sie jedoch für unterschiedliche Funktionen getrennt dargestellt.

Atmung

Mit den ersten Atemzügen kommt es zur Belüftung der Lunge. Diese war bislang funktionslos, die Alveolen kollabiert und zum Teil mit Fruchtwasser gefüllt, nur marginal durchblutet und auch im Interstitium war noch vermehrt Flüssigkeit eingelagert (ca. 60 % des Lungengewichts, was etwa 40 ml Flüssigkeit entspricht). Durch die Abnahme an interstitieller Flüssigkeit reduziert sich die Dicke der Alveolarwände von etwa 1 µm auf 0,2 µm. Mit den ersten Atemzügen, wegen eines hohen Widerstands der gesamten Lunge mit deutlich negativeren Drücken (ca. 80 cm H_2O transpulmonaler Druck) als nach der Adaptation, strömt Umgebungsluft mit 21 % Sauerstoff in die Lunge. Der höhere Sauerstoffgehalt führt zur Weitstellung der pulmonalen Gefäße und damit zu einer besseren Durchblutung der Lunge. Der pulmonale Widerstand sinkt.

Nach dem Durchtrennen der Nabelschnur findet nun der Gasaustausch ausschließlich in der Lunge statt. Ein normales Atemminutenvolumen wird zunächst über eine höhere Atemfrequenz und Atemarbeit erreicht, da initial Atemzüge kleiner sind.

Kreislauf

Durch das Absinken des pulmonalen Widerstands kann es zum Verschluss des *foramen ovale* (Vorhofseptum) und durch den erhöhten Sauerstoffgehalt im Blut zur Kontraktion des Ductusgewebes kommen. Diese Vorgänge können physiologisch eine gewisse Zeit benötigen. Durch kontinuierliche Messungen nach der Geburt wissen wir, dass eine stabile Sättigung des Sauerstoffgehalts von über 90 % häufig erst nach zehn Minuten erreicht ist, der pulmonale Widerstand nach der Geburt noch für Wochen erhöht sein kann und dass Reste eines *foramen ovale* auch noch Monate nach der Geburt echokardiographisch nachgewiesen werden können, ohne eine hämodynamische Bedeutung zur haben. Auch wenn die Umstellungsvorgänge nicht sofort komplett sind, kommt es im Wesentlichen zu zwei getrennten, hintereinander geschalteten Kreisläufen, statt der bislang parallel funktionierenden Systeme. Die Lunge wird nun gut durchblutet und kann ihrer wesentlichen Funktion für den Gasaustausch gerecht werden. Der Systemdruck im Körperkreislauf steigt nun an.

Regulation

Der Atemantrieb erfolgt zunächst über einen erhöhten Anteil von CO_2 im Blut (pCO_2 = Partialdruck von CO_2). Das *glomus caroticum*, als Rezeptor im Bereich der Halsschlagader, ist noch unreif und daher für die Steuerung des Atemantriebs nicht geeignet. Die Regulation der Herzfrequenz unterliegt vielen Einflüssen. Dazu zählen das autonome Nervensystem, Temperatur, Säure-Basen-Haushalt und Elektrolytkonzentration im Blut, Flüssigkeitshaushalt, Hormone, weitere Noxen und das Reizleitungssystem im Herzen. Eingeschränkte Variabilität der Herzfrequenz deutet auf ein schwerwiegendes Problem des Neugeborenen hin.

Nahrungsaufbau

Mit der ersten Aufnahme von Kolostrum beginnt der Prozess, den Magen-Darm-Trakt zu stimulieren, Nahrung zu verwerten und Mekonium zu entleeren. Vorzeitige Entleerung von Mekonium weist auf eine Notsituation vor der Geburt hin. Verzögerte Entleerung kann zu einem verzögerten Nahrungsaufbau führen und auf Störungen unterschiedlichster Ursachen der Magen-Darm-Passage hinweisen. Es ist der Beginn eines auch von externen Keimen beeinflussten Aufbaus eines Mikrobioms, der im günstigsten Fall nur von den Hautkeimen der Mutter beeinflusst wird. Jede Manipulation durch dritte Personen führt auch zu einer Besiedlung mit deren Keimen. Aktuelle Forschungsergebnisse zeigen, dass die vaginale Besiedlung der Mutter keinen wesentlichen Einfluss auf das Mikrobiom hat. (Ferretti et al., 2018)

Anpassung an die Umwelt

Zunächst muss sich das Neugeborene mit der Umgebungstemperatur auseinandersetzen. Bislang war die Temperatur im Mutterleib konstant, nach der Geburt kommt es zu einem Temperaturabfall, der als Reiz für die Adaptation benötigt wird. Jedoch soll das Neugeborene nicht auskühlen, da es nur innerhalb geringer Grenzen die Temperatur nachregulieren kann. Grund dafür sind die geringen Energiereserven und der kleine Anteil an braunem Fettgewebe, das zur direkten Energiegewinnung genutzt werden kann. Andernfalls führt eine niedrige Körpertemperatur zur Zentralisation, niedrigen Blutzuckerwerten und Störungen der Adaptation, besonders der Atmung.

Gleichzeitig beginnt das Kind mit der Umwelt zu kommunizieren, denn das erste Schreien ist die Möglichkeit, auf sich aufmerksam zu machen und bei der Mutter die Oxytocinausschüttung zu stimulieren. Diese ist ein wichtiger Schritt für die Produktion von Muttermilch und damit den Stillerfolg.

1.3 Maßnahmen bei gestörter Adaptation

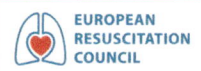

NLS 2021 – 5 KERNAUSSAGEN (European Resuscitation Council)

1. Ein verzögertes Abnabeln kann den klinischen Zustand – besonders bei Frühgeborenen – verbessern.

2. Wärmen, Trocknen und Stimulieren
Einem effektiven Wärmemanagement kommt entscheidende Bedeutung zu.

3. Beurteilung der Atmung und Herzfrequenz
Eine schnelle Herzfrequenz zeigt eine gute Oxygenierung an.

4. Die meisten Neugeborenen benötigen nur einfache Maßnahmen zum Öffnen der Atemwege und zum Unterstützen der Atmung.

5. Thoraxkompressionen können erst effektiv sein, wenn die Lunge geöffnet und suffizient beatmet wurde.

Abb. 1.2: Reanimationsmaßnahmen bei Neugeborenen (Deutscher Rat für Wiederbelebung; GRC; www.grc-org.de; 2021, S. 133)

1.3 Maßnahmen bei gestörter Adaptation

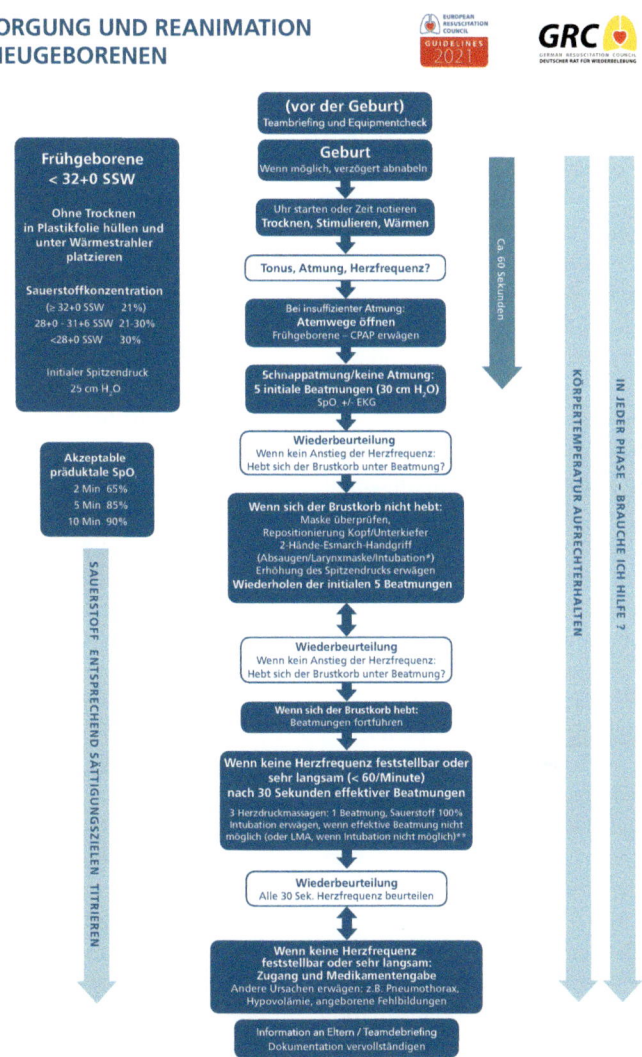

Abb. 1.3: NLS-Algorithmus (Deutscher Rat für Wiederbelebung; GRC; www.grc-org.de; 2021, S. 159)[1]
* Werden alle beschriebenen Maßnahmen zur Optimierung der Beatmung (Erhöhung des Spitzendrucks, 2-Hände-Esmarch-Handgriff, Guedel-Tubus, evtl. LMA) konsequent ausgeschöpft, ist eine Intubation zu diesem Zeitpunkt nur in sehr seltenen Fällen notwendig. (Anmerkung der AutorInnen der deutschen Fassung)
** Wenn sich der Brustkorb unter Beatmung zwischen den Thoraxkompressionen hebt, muss sehr gut abgewogen werden, ob eine Intubation zu diesem Zeitpunkt tatsächlich einen Vorteil bedeutet. (Anmerkung der AutorInnen der deutschen Fassung, detaillierte Erläuterungen finden sich im Guidelines-Text)

---

1 www.grc-org.de; www.erc.edu publiziert Mai 2021 durch German Resuscitation Council, c/o Universitätsklinikum Ulm, Sektion Notfallmedizin, 89070 Ulm Copyright: © European Resuscitation Council vzw Referenz: Poster_NLS_Algorithmus_GER_2021 über GRC

Grundsätzlich benötigt jedes Neugeborene nach der Geburt besondere Aufmerksamkeit. Die entscheidende Zeit sind etwa die ersten 30 Sekunden nach der Entbindung: Möchte das Kind sich alleine an die neuen Umgebungsbedingungen gewöhnen oder benötigt es unsere Unterstützung? In dieser Zeit sollte das Kind abgetrocknet und warmgehalten werden. Der Geburtszeitpunkt muss eindeutig festgelegt sein. Auf jeden Fall benötigen alle Kinder unsere Aufmerksamkeit, wenige Kinder eine intensivere Stimulation und Maskenvorlage, selten eine Atemunterstützung mit Atemzügen und nur weniger als 1 % aller Neugeborenen eine Reanimation mit Herzdruckmassage, Beatmung und Medikamentengabe. Da diese Situation nur so selten eintritt, ist es umso wichtiger, dass solche Szenarien regelmäßig trainiert werden und klare Strukturen für die Notfallmeldung allen Mitarbeitern[2] bekannt sind. Zunächst muss bei der Beurteilung des Kindes entschieden werden, ob die Anpassung nur etwas verzögert ist. Diese ist in der Regel dann mit leichter Unterstützung zu beheben. In den Fällen, in denen eine Erkrankung vorliegt, bei der die alleinigen Möglichkeiten des Kindes nicht ausreichen, wird häufig eine intensivmedizinische Therapie erforderlich sein.

- Direkt nach der Geburt, der bisherige Verlauf war unauffällig, kann es zur unerwarteten und plötzlichen Notfallsituation kommen, die dann in der Regel mit einer raschen und guten Belüftung der Lunge zu beherrschen ist.
- Aufgrund einer schon während der Schwangerschaft und/oder der Geburt bestehenden Notsituation kann sich das Kind nach der Geburt nicht stabilisieren. Da die Reserven bereits verbraucht sind, wird eine maximale Unterstützung benötigt, da sonst das Kind versterben wird. In diesen seltenen Fällen müssen sofort alle nötigen unterstützenden Maßnahmen eingeleitet werden. Dabei können auch häufig bleibende Schädigungen auftreten.
- In Fällen, in denen es zunächst zu einer problemlosen Adaptation kommt und das Kind nachfolgend verfällt – der Notfall kann nach wenigen Minuten, Stunden oder auch erst nach Tagen eintreten –, liegen sehr häufig Infektionen oder Herzfehler vor. Es besteht akute Lebensgefahr, wenn die Situation nicht rasch stabilisiert und diagnostiziert wird. Daher ist unmittelbar die Anwesenheit eines Neonatologen oder Kinderarztes zur Beurteilung und Beginn einer Therapie notwendig.

Wichtig ist zunächst, Notsituationen nicht entstehen zu lassen. Nach der Geburt ist ein Kältereiz für die Stimulation der Eigenatmung notwendig. Dafür ist jedoch der normale Unterschied zwischen intrauterinen Verhältnissen zur Raumtemperatur völlig ausreichend. Ein Auskühlen bedeutet für das Neugeborene Stress und führt zu einem erhöhten Energieumsatz von Sauerstoff und Glukose. Die Folgen können dann eine Azidose und Hypoglykämie sein. Daher gilt für eine unproblematische Geburt: warme Umgebung, keine Zugluft, sofort abtrocknen und die nassen Tücher entfernen, Haut-zu-Haut-Kontakt mit der Mutter und gegenüber der Umgebung, inklusive Kopf, abdecken. Eine sorgfältige Beobachtung ist jedoch weiterhin unabdingbar.

---

2 Zugunsten einer lesefreundlichen Darstellung wird in diesem Text bei personenbezogenen Bezeichnungen in der Regel die männliche Form verwendet. Diese schließt, wo nicht anders angegeben, alle Geschlechtsformen ein (weiblich, männlich, divers).

1.4 Ursachen gestörter Adaptation

Mögliche Folgen einer gestörten Adaptation sind:

- Asphyxie: plazentarer und pulmonaler Gasaustausch sind gestört.
- Hypoxie oder Anoxie: Organe oder Blut sind unzureichend bzw. komplett ohne Sauerstoff versorgt.
- Ischämie: unzureichender Blutfluss zu den Organen

Aus diesen Folgen kann im schlechtesten Fall eine Enzephalopathie resultieren: Diese beschreibt einen pathologischen Zustand des Gehirns. Die Ursachen für die angeführten Zustände können sehr vielfältig sein und sind häufig eine Kombination von verschiedenen Auslösern:

- Mutter: Rauchen, Medikamente, Drogen (Opiate), Diabetes mellitus, Hypoxie, Schock, Präeklampsie, Herzinsuffizienz
- Gefäßversorgung und Uterus: Amnioninfektion, Gestose, Hochdruck, uterine Kontraktionen (Tetanie), Uterusanomalien
- Plazenta: Plazenta prävia, Plazentainsuffizienz, Übertragung, Oligo-/Polyhydramion, vorzeitige Lösung, bei Mehrlingen feto-fetale Transfusion
- Nabelschnur: Kompression durch Prolaps, Umschlingung, echter Knoten; deutlich zu kurze Nabelschnur

Das Erscheinungsbild einer Asphyxie kann sich grob in zwei Formen einteilen lassen:

- *Blaue Asphyxie*
  Kurze Dauer der Asphyxie, Neugeborenes reagiert mit primärer Apnoe, Blutdruck ist gut, häufig zyanotisch (blau), nach Stimulation stabilisieren sich diese Kinder rasch und sind auch nachfolgend stabil

- *Weiße Asphyxie*
  Bei fehlender Unterstützung Übergang zur sekundären Apnoe, die Kinder erholen sich nicht und benötigen aktive Unterstützung, Blutdruck ist niedrig, Kinder erscheinen wegen einer Zentralisation ihres Kreislaufes weiß. Für den weiteren Verlauf wird zwischen den Formen des Energiemangels unterschieden:
  - Energiemangel (primär)
    - Stark: sofortige Schädigung des Gewebes mit zellulärer Nekrose
    - Moderat: zunächst Erholung des Gewebes, es folgt jedoch die Phase des sekundären Energiemangels mit z. T. massiven Schädigungen
    - Mild: Gewebe erholt sich ohne weitere Schädigungen
  - Energiemangel (sekundär)
    - Der primäre Energiemangel kann meist nicht verhindert werden und führt im ersten Fall zur irreversiblen Schädigung.
    - Bei moderatem Mangel kann durch gezielte Therapie eine Schädigung verhindert werden. Durch eine gezielte Kühltherapie wird der Energiestoffwechsel und damit die Schädigung reduziert. (Flemmer et al., 2013)
    - Ein therapeutisches Fenster liegt zwischen primärem und sekundärem Energiemangel und beträgt etwa sechs Stunden.
    - Primäre Schädigung erfolgt durch Zelluntergang mit einer Nekrose.
    - Sekundäre Schädigung wird durch reduzierte zerebrale Konzentration von Phosphokreatinen und ATP (Adenosintriphosphat) ausgelöst, Schädigung der Zellen ist die Folge von apoptotischen Prozessen (programmierter Zelltod).

Die Folgeerscheinungen sind bei den Krankheitsbildern der jeweiligen Organsysteme beschrieben.

2 Überwachung der normalen Entwicklung

2.1 Vorsorgeuntersuchungen

Seit 1971 gibt es in Deutschland, damals der Bundesrepublik, einen festgelegten Plan für regelmäßige Untersuchungen im Kindesalter. Zur Dokumentation wurde dazu ein Heft eingeführt, das einen gelben Umschlag hat. Im Gebiet der Demokratischen Republik war ein ähnliches Programm eingeführt und wurde gleichzeitig mit den Impfungen in einem roten Buch dokumentiert.

Die Grundidee für die Untersuchung war, dass bis zu den damals noch regelmäßigen Schulreihenuntersuchungen eine Früherkennung von Krankheiten und Entwicklungsstörungen etabliert wird und damit frühzeitig eine Therapie oder Förderung initiiert werden kann. Die Schulreihenuntersuchungen wurden dann zunehmend zugunsten von individuellen Untersuchungen verlassen. Damit entstand die Notwendigkeit, weitere Untersuchungen auch nach Schulbeginn einzuführen. In der Kinder-Richtlinie des gemeinsamen Bundesausschusses werden die Inhalte, Zeitpunkte und Qualifikationen für die Untersuchungen festgelegt (G-BA, 2022). In den letzten Jahren kamen immer wieder Erweiterungen und Tests hinzu, sodass inzwischen ein umfangreiches Untersuchungsprogramm entstanden ist. Um die Bedeutung dieser Untersuchungen zu unterstreichen, ist in den meisten Bundesländern ein Meldeverfahren für die erfolgte Durchführung etabliert worden. Neben den Untersuchungen U1–U9 ist noch eine Jugendgesundheitsuntersuchung im Alter von 13–14 Jahren festgelegt. In der Realität lässt jedoch mit zunehmendem Alter die regelmäßige Teilnahme an diesen Untersuchungen immer mehr ab. Daher gibt es von verschiedenen Krankenkassen und auch dem Bundesverband der Kinder- und Jugendärzte (BVKJ) Bestrebungen, zwischen der U9 und der Jugendgesundheitsuntersuchung weitere Vorsorgetermine mit unterschiedlichen Inhalten zu etablieren (Berufsverband der Kinder- und Jugendärzte e. V., o. J.). Parallel dazu wurde ein Programm zur Zahngesundheit mit regelmäßigen Untersuchungsterminen eingeführt. Ein grundlegendes Problem kann jedoch durch die Freiwilligkeit dieser Maßnahmen nicht behoben werden: Personen, die diesen Untersuchungen gegenüber nicht aufgeschlossen sind, entziehen sich und auch ihre Kinder diesen wichtigen Vorsorgemaßnahmen. Unter Umständen entstehen für die jeweiligen Kinder lebenslange Folgeschäden und -erkrankungen und für die Solidargemeinschaft der Versicherungsnehmer Kosten, die sich oftmals reduzieren ließen. Die Vermittlung der Notwendigkeit der Untersuchung und Motivation zur regelmäßigen Teilnahme gehören mit zur Beratungstätigkeit von Hebammen.

Die Jugendgesundheitsuntersuchung findet zwischen dem vollendeten 13. und vollendeten 14. Lebensjahr statt. Die Anspruchsberechtigung schließt einen Zeitraum von jeweils zwölf Monaten vor Vollendung des 13. Lebensjahres und nach Vollendung des 14. Lebensjahres ein (Toleranzzeit) (G-BA, 2016a).

Tab. 2.1: Tabelle mit Zeitpunkten U1–U9 (Richtlinie des Gemeinsamen Bundesausschusses über die Früherkennung von Krankheiten bei Kindern (Kinder-Richtlinie); G-BA, 2022, S. 7)

Untersuchung	Zeitraum	Toleranzgrenze
U1	Unmittelbar nach der Geburt	
U2	3.–10. Lebenstag	3.–14. Lebenstag
U3	4.–5. Lebenswoche	3.–8. Lebenswoche
U4	3.–4. Lebensmonat	2.–4 ½ Lebensmonat
U5	6.–7. Lebensmonat	5.–8. Lebensmonat
U6	10.–12. Lebensmonat	9.–14. Lebensmonat
U7	21.–24. Lebensmonat	20.–27. Lebensmonat
U7a	34.–36. Lebensmonat	33.–38. Lebensmonat
U8	46.–48. Lebensmonat	43.–50. Lebensmonat
U9	60.–64. Lebensmonat	58.–66. Lebensmonat

Inhalte der Untersuchungen im ersten Lebensjahr

Um angeborene Störungen frühzeitig zu erkennen, sind die ersten Untersuchungen eng gestaffelt. Insgesamt sechs Untersuchungstermine liegen im 1. Lebensjahr.

Neben den klinisch neurologischen Untersuchungen ist inzwischen eine Reihe an funktionellen Untersuchungen vorgeschrieben: Sättigungsscreening, Stoffwechseluntersuchung, Hörtest, Hüftsonographie und zahnärztliche Untersuchung. Auch eine frühe augenärztliche Untersuchung wird immer wieder gefordert, dafür sind bislang noch kein Zeitraum und Kriterien festgelegt.

Mit dem Screening auf kritische angeborene Herzfehler mittels Pulsoxymetrie bei Neugeborenen sollen diese nach Möglichkeit frühzeitig erkannt werden. In den tragenden Gründen für diesen Beschluss des gemeinsamen Bundesausschusses wird angeführt, dass mit der Pulsoxymetrie eine diskrete Untersättigung erfasst werden kann (G-BA, 2022). Im Rahmen der Nutzenbewertung konnte gezeigt werden, dass mit einem Pulsoxymetrie-Screening bei asymptomatischen Neugeborenen zusätzliche Neugeborene mit kritischem angeborenem Herzfehler (AHF) entdeckt werden können. Im Durchschnitt werden mit dem Pulsoxymetrie-Screening bei 3 von 10.000 untersuchten Neugeborenen kritische AHF entdeckt, die vorher nicht aufgefallen sind. Das Pulsoxymetrie-Screening kann auch bei korrekter Durchführung nicht alle Neugeborenen mit kritischen AHF erkennen (falsch negatives Screening-Ergebnis). Die bereits etablierten Verfahren (Pränataldiagnostik und wiederholte klinische Untersuchung, einschließlich vergleichender Pulspalpation) bleiben daher unverzichtbar. Außerdem kann das Pulsoxymetrie-Screening »falsch positiv« sein. Als »falsch positiv« wird ein auffälliger Screening-Befund gewertet, wenn kein kritischer AHF vorliegt. Allerdings sind Neugeborene mit falsch positiven Screening-Ergebnissen häufig nicht gesund, sondern haben andere dringend behandlungsbedürftige Erkrankungen.

Die eigenen Erfahrungen zeigen, dass damit immer wieder auch Infektionen frühzeitig aufgedeckt werden und damit auch nur geringe Untersättigungen, z. B. 90–92 %, ernst genommen werden sollten. Dies sollte der Grund einer genauen Evaluation sein.

Mit dem Stoffwechsel-Screening werden Stoffwechselerkrankungen und inzwischen auch andere schwerwiegende Erkrankungen (SMA, SCID, Mukoviszidose) detektiert. Bei diesen Erkrankungen profitieren die Patienten von der frühzeitigen Erkennung und damit einer rechtzeitigen Behandlung. Aktuell werden 16 Erkrankungen mit dem Screening erfasst. Zusätzliche Untersuchungen befinden sich in der Bewertung von Machbarkeit und Nutzung.

Die Prävention und Prophylaxe können in drei Kategorien zusammengefasst werden:

1. *Primäre Prävention:* Hierdurch werden Krankheiten primär verhütet; die entsprechenden Vorsorgemaßnahmen werden bei Gesunden getroffen wie z. B. Vermeidung perinataler Risikofaktoren, Rachitis- und Kariesprophylaxe sowie Impfungen.
2. *Sekundäre Prävention:* Bestehende Krankheiten sollen frühestmöglich erkannt werden mit eventuell noch guter Behandlungsmöglichkeit (z. B. Screening-Untersuchungen auf angeborene Stoffwechselstörungen wie Hypothyreose, PKU, Galaktosämie, Ahornsirupkrankheit u. a.).
3. *Tertiäre Prävention:* Hiermit werden die Folgezustände von Erkrankungen beseitigt oder gemildert, z. B. im Sinne der Rehabilitation nach Unfällen oder Hirnblutungen.

> **Merke**
>
> Die zeitgerechte Blutentnahme für das Neugeborenenscreening ist für die Erkennung der Hypothyreose wichtig, um eine frühzeitige Therapie einzuleiten. Mögliche intrauterine Schädigungen können nicht verhindert werden. Daher ist das Outcome dennoch variabel.

2.2 Scores und Tabellen

Zur genaueren und vergleichbaren Erfassung von Maßen werden in der Pädiatrie Perzentilen genutzt, die eine Alterskohorte untereinander und auch im Verlauf den Patienten genau beschreibt. Ein Wert auf der 3. Perzentile bedeutet dann, dass 97 von 100 größer oder schwerer als der Proband sind bzw. 2 von 100 sind kleiner oder leichter. Je näher die Perzentilen zusammenliegen, desto geringer sind die Abweichungen. Im Verlauf ist auch die Interpretation der Kurve wichtig, wenn bisherige Perzentilen deutlich über- oder unterschritten werden. Es sollte dann immer nach Ursachen für diese Veränderungen gesucht werden.

Die folgenden Score-Systeme haben ihre Anwendung in der Neugeborenenperiode, um objektive und vergleichbare Ergebnisse zu erzielen.

APGAR

Der Score wurde 1952 von der US-amerikanischen Anästhesistin und Chirurgin Virginia Apgar auf der Jahrestagung der US-amerikanischen Anästhesisten vorgestellt und später nach ihr benannt (Apgar, 1953). Man kann im Sinne eines Akronyms den einzelnen Buchstaben *APGAR* = *A*tmung,

*P*uls, *G*rundtonus, *A*ussehen, *R*eflexe als Merkhilfe die Begriffe zuordnen. Wegen seiner einprägsamen Beschreibung wird er weltweit für die Adaptation an das extrauterine Leben genutzt. Eine der wesentlichen Aufgaben war bei der Einführung auch die Effektivität von Reanimationsmaßnahmen zu beschreiben. Jedoch lässt sich das Ergebnis dadurch auch beeinflussen. Die Werte besagen nichts über das spätere Outcome des Kindes hinsichtlich Morbidität und Mortalität, sind nicht für Frühgeborene geeignet, enthalten auch subjektive Einschätzungen und sind von Medikamenten, Hypovolämie, angeborenen Anomalien, Infektionen und Geburtstraumata abhängig. Trotz seiner Einschränkungen ist dieser Score weit verbreitet, weil er sehr eingängig ist und in vielen Dokumentationen und Statistiken genutzt wird. Ab sieben Punkten geht man von einem lebensfrischen Neugeborenen aus, sofern es reif ist. Frühgeborene können aufgrund ihrer Entwicklung nicht die volle Punktzahl bei Atmung, Muskeltonus und Reflexen erhalten. Erweiterte Score-Systeme, die auch diesen Patientengruppen gerecht werden, haben sich bislang nicht durchsetzen können.

> **Merke**
>
> Ein schreiendes Neugeborenes hat nicht automatisch zehn Punkte.

Thompson

Dieser Score beschreibt den klinischen Verlauf nach einer Asphyxie mit anschließender Hypoxisch-Ischämischen Enzephalopathie (HIE). Insgesamt werden neun Items bestimmt und mit Punkten bewertet. Ab 15 Punkten kann man in 92 % der Fälle mit einer beeinträchtigten neurologischen Entwicklung rechnen. (Thompson et al., 1997)

Sarnat

Das System wird zur Klassifikation einer HIE nach perinataler Asphyxie genutzt und dient als Einschätzung, ob eine Hypothermie-Behandlung eingeleitet werden soll (Flemmer et al., 2013; Sarnat & Sarnat, 1976).

Finnegan

Der Score dient zur Beschreibung der Entzugssymptomatik bei Neugeborenen von drogenabhängigen Müttern, auch wenn diese im Substitutionsprogramm während der Schwangerschaft waren. Gleichzeitig wird damit auch die Therapie gesteuert. (Devlin et al., 2020)

Petrussa

Hierbei handelt es sich um einen Reife-Score mit relativ einfachen Beurteilungskriterien, daher ist nur eine grobe Einschätzung und auch erst ab 30 SSW möglich. Differenziertere Systeme sind die Reifebestimmung nach Lubchenko, ähnlich zu Petrussa mit klinischen Reifezeichen, Dubowitz & Dubowitz (1981) oder nach Ballard et al. (1991). Bei diesem Score wird auch die neuromuskuläre Entwicklung beurteilt.

Wenn die Kinder größer und älter werden, kommen weniger Score-Systeme zum Einsatz. Eine wichtige Rolle spielt jetzt die Beurteilung der neurologischen Entwicklung. Dafür gibt es komplexe Testsysteme mit standardisierten Aufgaben und Objekten, die einen Vergleich der individuellen Entwicklung entsprechend der Zeitachse ermöglichen, aber auch den Vergleich mit einem Kollektiv von gleichaltrigen Kindern. Dazu gehören Bailey (römische Ziffer zeigt die Version an), Griffith und der Denver Entwicklungstest. Für gezielte Fragestellungen gibt es auch weitere Testsysteme. Für die Dokumentation ist es immer sinnvoll, die entsprechenden Items auf einem

Dokumentationsbogen markieren zu können, damit es für den Lesenden nachvollziehbar ist, wie die Beurteilung zustande gekommen ist.

2.3 Elternberatung

Einen großen Anteil an der Betreuung von Kindern hat immer die Beratung der Eltern. Diese umfasst die gesamte Bandbreite von Erziehung, Gesundheitsschutz inklusive Unfallvermeidung, Ernährung, und der aktuellen altersentsprechenden Entwicklung. Im Falle von chronischen Erkrankungen müssen die Eltern geschult und die Patienten selber altersentsprechend an ihre Erkrankung herangeführt werden, damit sie dann mit zunehmendem Alter Eigenverantwortung für ihre Gesundheit übernehmen können. Sie lernen dadurch mit ihrer Krankheit zu leben und haben damit häufig einen entspannten Zugang zu Therapie und möglichen Einschränkungen. Aber auch Zuspruch und Unterstützung für eine eigenständige Entwicklung sind in solchen Fällen notwendig.

Neben den Empfehlungen und eigenen Standpunkten soll auch eine authentische Auseinandersetzung mit Alternativen möglich sein. Letztendlich ist es wichtig, seinen Standpunkt klar zu definieren und auch rote Linien aufzeigen zu können, wo die Grenzen von Toleranz und eigener Überzeugung liegen. Eine Gesundheitsgefährdung des Kindes ist sicher auszuschließen, d. h. sofern ein Kind noch nicht einwilligen kann, muss es unter Umständen stärker protegiert werden, als dies im Erwachsenenalter möglich ist.

Für eine Reihe von Themen gibt es entsprechende Informationsbroschüren, die von Krankenkassen, dem Bundesverband der Kinderärzte, der Deutschen Gesellschaft für Kinderheilkunde und Jugendmedizin, der Bundeszentrale für gesundheitliche Aufklärung und auch von vielen Selbsthilfegruppen veröffentlicht werden. Um dem Informationsbedarf im Hinblick auf moderne Medien gerecht zu werden, sollten Hinweise auf seriöse Seiten im Internet und in sozialen Medien gegeben werden. Ansonsten besteht immer die Gefahr, dass missverständliche oder auch falsche Informationen genutzt werden. Bei Blogbeiträgen ist wichtig, dass diese häufig ganz persönliche Erfahrungen widerspiegeln, die nicht auf jede Person übertragen werden können. Sehr oft werden in diesen Portalen die negativen Erfahrungen verarbeitet. Eine Übertragung auf andere Personen ist oft nicht sinnvoll und unter Umständen auch gefährlich. Daher sollten die Grenzen dieser Informationsmöglichkeiten klar aufgezeigt werden.

2.4 Unterstützende Maßnahmen

Neben Information und spezifischer Therapie sind oft auch die Nutzung von gezielten Förderangeboten notwendig, um die Entwicklung positiv zu beeinflussen. Informationen über lokale Angebote, z. B. Frühförderstellen, helfen dabei, eine objektive und zielgerichtete Beratung durchzuführen. Ein frühzeitiger Beginn hilft, Defizite zu vermeiden.

Ungezielte Untersuchungen und grundsätzliche Empfehlungen, jedes Kind sollte bei diesem »Spezialisten« vorgestellt werden, führen u. U. zur Verunsicherung von Eltern, Überdiagnostik und unnötigen Maßnahmen, die dann im Einzelfall sinnvolle Effekte zerstören. Als Beispiel dafür dient die Empfehlung, dass schon vor der Geburt eines Kindes die Vereinbarung eines Termins bei einem Osteopaten notwendig ist, um Symmetriestörungen zu erkennen. Für derartige Reihenuntersuchungen und Behandlungen fehlen die wissenschaftliche Evidenz. Auf der anderen Seite wird Kindern vielleicht eine notwendige Unterstützung versagt, weil die Indikation nicht nachvollziehbar ist. Allen an der Betreuung eines Kindes beteiligten Personen sollte gemeinsam an möglichen Lösungswegen gelegen sein. Probleme sollten gezielt angesprochen werden. Einzelne Symptome führen dabei nicht immer zur gleichen Diagnose.

2.5 Impfungen

Ein Thema, das auch immer wieder zu vielen Diskussionen führt, ist das Impfen. Das Grundprinzip geht auf einen britischen Landarzt (Edward Jenner, 1740–1823) zurück, der die Entdeckung gemacht hat, dass Melker keine Pocken bekamen, da sie sich in der Regel mit »Kuhpocken« infiziert hatten. Durch gezielte Infektionen mit dem Erreger konnten damit die gefürchteten Pocken vermieden werden.

Das zugrundeliegende Prinzip, dem Immunsystem Antigene zu präsentieren, um die Bildung von Antikörpern zu induzieren, ist erst mit dem Verständnis der modernen Immunologie erkannt worden. Für einen erfolgreichen Impfstoff müssen die potenten Antigene bekannt sein, sie dürfen keine überschießende Reaktion hervorrufen und sie sollen eine zuverlässige Immunantwort sowie einen anhaltenden Schutz erzeugen. Dabei sind zwei grundsätzliche Prinzipien möglich:

1. Es werden Erreger so behandelt, dass die Immunantwort erzeugt, jedoch keine Krankheit mehr ausgelöst wird. Damit sind die Lebendimpfstoffe beschrieben.
2. Teile der Oberflächenstruktur von Erregern werden als Antigen präsentiert und erzeugen die Antikörper, die auch dann bei pathogenen Erregern die Abwehr übernehmen. Bei modernen Impfstoffen werden die Baupläne für Antikörper in Form von mRNA (messenger Ribonucleinacid) in die Zellen transferiert und damit Antikörper produziert, die eine spezifische Abwehr ermöglichen. Nach der Produktion von Antikörpern wird die mRNA von der Zelle wieder abgebaut. Diese Vorgänge sind komplex und können zur Steuerung der Immunantwort genutzt werden. Diese Formen beschreiben die Eigenschaften von Totimpfstoffen.

Beide Formen stellen eine aktive Impfung dar. Damit wird gezielt eine natürliche Reaktion des Körpers auf Fremdstoffe induziert und so das immunologische Gedächtnis geschult. Die ausgelöste Reaktion fällt nach Potential des Antigens unterschiedlich aus und führt damit zu unterschiedlichen Impfstrategien, um eine anhaltende Immunität zu erzeugen.

Ein Totimpfstoff kann theoretisch in allen Situationen verabreicht werden, auch während einer Schwangerschaft, da keine Erreger eingesetzt werden. Auch schadet zum Zeitpunkt der Impfung keine weitere Infektion, um die Immunität zu generieren. Um jedoch keine Nebenreaktionen zu übersehen, wird ungern bei einem bestehenden Infekt geimpft. Lebendimpfstoffe, wie z. B. Röteln, sollen möglichst gleich im Wochenbett (sofern kein Schutz besteht) genutzt werden, damit bei einer erneuten Schwangerschaft auch sicher ein Schutz besteht. Bei Lebendimpfstoffen können abgeschwächte Infektionen auftreten, Impfviren während der Schwangerschaft auf Embryo oder Fötus übertragen werden oder aber es wird kein ausreichender Schutz aufgebaut, wenn das Immunsystem wegen eines Infekts schon auf Hochtouren arbeitet.

Bei beiden Formen der Impfung werden dem Körper Fremdeiweiß oder auch Oberflächenstrukturen präsentiert, die eine Reaktion der spezifischen Körperabwehr hervorrufen. Die besteht auch in unspezifischen Reaktionen, wie Temperaturerhöhung, lokale Rötung, Schwellung und Schmerzen. Das Ausmaß dieser Nebenwirkungen bestimmt auch die Akzeptanz von Impfungen. Moderne Impfstoffe besitzen mehrere Komponenten und haben auch polyvalente Strukturen, wenn unterschiedliche Serotypen bei den Krankheitserregern eine Rolle spielen (z. B. Grippe- oder der Pneumokokkenimpfstoff). Man geht davon aus, dass in Zukunft noch komplexere Impfstoffe zur Verfügung stehen werden und gleichzeitig die Anzahl der Impfungen reduziert wird.

In Deutschland werden die Impfempfehlungen von einer wissenschaftlichen Kommission (STIKO) festgelegt. Die dann empfohlenen Impfungen können zu Lasten der Krankenkassen appliziert werden. Für die Festlegungen spielen zwei Aspekte hauptsächlich eine Rolle:

- Können mit der Impfung Krankheitsverläufe vermieden, abgemildert oder Spätschäden ausgeschlossen werden, um damit Krankheitskosten und individuelles Leid zu mindern?
- Nutzen für die Volkswirtschaft, um Kosten durch Krankheit und Folgen zu vermindern, wobei die Kosten für die Impfung dem gegenübergestellt werden

> **Information**
>
> Aktuelle Empfehlungen (Ständige Impfkommission, 2022) beinhalten die Impfungen gegen Diphtherie, Tetanus, Polio, Pertussis, Hämophilus influenzae Typ B (HIB), Hepatitis B, Pneumokokken, humanes Papillomvirus, Rotaviren und Meningokokken. Altersabhängig wird auch eine Impfung gegen Grippe und in besonderen Risikogruppen auch gegen Hepatitis A und FSME (Frühsommer-Meningoenzephalitis) empfohlen. Die Veröffentlichung erfolgt durch das RKI (Robert Koch-Institut) im Epidemiologischen Bulletin.

Nachdem lange besonders die Impfungen von Kindern im Fokus standen, sind in den letzten Jahren auch weitere Gesichtspunkte für die Impfempfehlungen in den Vordergrund getreten, da die »Herden«-Immunität nachgelassen hat. Damit ist gemeint, dass bei einigen Infektionserkrankungen die Immunität der Gesamtbevölkerung zurückgegangen ist und damit Krankheitsausbrüche möglich werden. Dazu gehören die Masern, wo nun bestimmte Berufsgruppen und Kinder, die Gemeinschaftseinrichtungen besuchen, einer Impfpflicht unterliegen, und die Erweiterung der Impfempfehlung zur Keuchhustenimpfung. Aktuell wird schwangeren Frauen eine Impfung im 3. Trimenon, ggf. auch im 2. Trimenon, wenn sie akut Frühgeburtsbestrebungen haben, angeraten, um aktuell Antikörper zu bilden. Durch transplanzentaren Übertritt von IgG (Immunglobulin der Klasse G) soll somit ein Schutz bei dem aktuell noch nicht geborenen Kind aufgebaut werden. Die bisherige Strategie für Angehörige, möglichst vor der Geburt die Impfung durchzuführen und damit einen Kokon zu bilden, hat in den letzten Jahren nicht zu einem ausreichenden Schutz geführt. Es wird sich zeigen, ob dies der Weg auch für weitere Impfungen mit Totimpfstoffen sein kann.

3 Ernährung

Grundsätzlich ist Muttermilch die ideale Nahrung für Neugeborene und Kinder im 1. Lebenshalbjahr. Es gibt wenig absolute Hindernisse aus mütterlicher oder kindlicher Sicht, die ein Stillen verhindern. Es gibt noch weitere Gründe dafür, dass eine ausschließliche Ernährung mit Muttermilch nicht stattfinden kann. Es bleibt jedoch dabei, dass der größte Teil zunächst nur mit Muttermilch ausreichend versorgt werden kann und von den Vorteilen profitieren kann.

Die komplexe Zusammensetzung und Bedeutung für den jungen Organismus und seine Entwicklung sind in den letzten Jahren zunehmend deutlicher geworden. Die Nahrungshersteller bemühen sich, viele Strukturen nachzubauen, um die Nahrungen zunehmend an die Muttermilch anzugleichen. Bislang konnte es in seiner Komplexität aber noch nicht erreicht werden. So gibt es Erkenntnisse über Oligosaccaride, die nicht verdaut werden können, aber wichtige Bausteine sind, um die Darmbesiedlung aufrechtzuerhalten. Das Mikrobiom, d. h. die Bakterienflora, die den Körper und auch die Plazenta wohl schon vor der Geburt besiedelt, ist zurzeit Forschungsgegenstand und es werden viele Antworten für Lebensalter und Erkrankungen des jeweiligen Individuums erwartet. Abhängig vom Geburtsmodus ähnelt das Mikrobiom nach vaginaler Entbindung mehr den vaginalen und intestinalen Verhältnissen der Mutter und nach Sektioentbindung mehr dem Mikrobiom der Haut. Es hat sich aber gezeigt, dass Versuche mit mütterlichem Vaginalsekret kein entsprechendes Mikrobiom aufbauen können. (Wilson et al., 2021) Eine weitere Quelle sind Bakterien, die die mütterliche Brust besiedeln und aus dem Darm mit Hilfe von dendritischen Zellen über die Lymphwege und Blutbahn zur Brust befördert werden. Abhängig von dem Gehalt an Muttermilcholigosaccariden ist das Mikrobiom unterschiedlich zusammengesetzt. Daher sind die positiven Effekte für die Kinder nicht bei allen gestillten Kindern gleich. Möglicherweise sind Unterschiede in der Zusammensetzung des Mikrobioms bei der Mutter der Grund für unterschiedliche Immunreaktionen, die auch von der plazentar übertragenen Leihimmunität abhängig sind. Die Reaktionen des Mikrobioms auf Spendermuttermilch sind bislang nicht ausreichend geklärt. Mögliche Zusammenhänge mit chronischen und immunreaktiven Erkrankungen sind postuliert und bedürfen der weiteren Erforschung. Bei einem reichlichen Gehalt an Oligosaccariden überwiegen die Bifidusbakterien und die Anzahl der nachweisbaren Clostridien im Stuhl ist signifikant niedriger. Bislang sind aber kausale Zusammenhänge dieser Beobachtungen noch nicht belegt. Auch ist noch unklar, in welchem Zeitraum das Mikrobiom geprägt wird. Bekannt ist nur, dass es im Erwachsenalter sehr stabil ist und sich nach Infektionen oder Antibiotikagaben rasch regeneriert. (Ferretti et al., 2018)

3 Ernährung

3.1 Kostaufbau

Zu den Anpassungen, weitgehend von der Mutter abgekoppelt zu sein, gehört auch die eigenständige Nahrungsaufnahme, Aufspaltung der Nährstoffe und Resorption. Im Vordergrund stehen zunächst Veränderungen des Flüssigkeitsgehalts in den Geweben. Bislang waren in Lunge und Interstitium viel Fruchtwasser und extravasale Flüssigkeit eingelagert. Die Nieren haben einen Anteil an dem Umsatz von Flüssigkeit gehabt, die Aufgabe der Entsorgung von Endprodukten und Einstellung des Elektrolytgleichgewichts wurden aber noch von den mütterlichen Nieren übernommen. Zunächst kleine Trinkmengen und größere Verluste an Flüssigkeit sorgen nach der Geburt für einen Gewichtsverlust. Bis etwa 10 % vom Geburtsgewicht wird als noch physiologisch angesehen. Bei fehlender positiver Gewichtsentwicklung nach sieben Tagen oder wenn das Geburtsgewicht nach 14 Tagen nicht wieder erreicht worden ist, sollte nach den Ursachen geforscht werden.

Mit dem ersten nutritiven Saugen erhalten die Neugeborenen Kolostrum, das sich durch einen reichhaltigen Anteil von Immunglobulinen auszeichnet und einen wichtigen Schutz vor intestinalen Infektionen darstellt. Im weiteren Verlauf kommt es bei ausreichender Anregung der Brust durch das Kind zum Milcheinschuss und dann in der Regel zu einem ausreichenden Nahrungsangebot für das Neugeborene. Mögliche Gründe für die Verzögerung in der Milchproduktion liegen in der Umstellung von der Aufnahme von Amnionflüssigkeit zur Muttermilch, Veränderung der Resorption und Kapazität des Magens. Ein früher Nahrungsbeginn, zumindest mit kleinen Mengen, ist wichtig für die Ausbildung des Darmepithel und damit für die Resorptionskapazität. Längere Phasen ohne jegliche Nahrung führt zur Atrophie von Zotten und Mikrovili.

Eine ausschließliche Ernährung mit Muttermilch wird für mindestens 17 Wochen, aber nicht länger als 25 Lebenswochen bei Reifgeborenen empfohlen. Der individuelle Zeitpunkt ist auch von der Fähigkeit abhängig, den Nahrungsbrei mit der Zunge zu transportieren, was zu unterschiedlichen Zeitpunkten erreicht werden kann. Zudem wird empfohlen, starke Nahrungsmittelallergene und Gluten nicht verzögert zu geben, da eine spätere Gabe eher die Entwicklung von entsprechenden Allergien oder einer Zoeliakie fördert. Die Beikost ist wichtig, da zu diesem Zeitpunkt nicht mehr der Bedarf an Eisen, Vitamin B6, Zink, Phosphor, Magnesium und Kalzium über die Muttermilch gedeckt werden kann und in der Regel die Speicher beim Kind verbraucht sind. Die Empfehlungen für die Beikost sind der Übersicht der Universitäts-Kinderklinik Bochum zu entnehmen (Katholisches Klinikum Bochum, 2022).

Das Stillen ist neben der Beikost, solange es Mutter und Kind wünschen, möglich. Allerdings sollte nach Durchbruch der ersten Zähne ein nicht nutritives Nuckeln, besonders in der Nacht, vermieden werden, um der Entwicklung von Karies vorzubeugen. Nach dem 10. Lebensmonat ist die Umstellung auf Familienkost zu empfehlen.

3.2 Säuglingsnahrungen

Für Kinder, die nicht gestillt werden, stehen Anfangsnahrungen (Pre- und 1er-Nahrungen) zur Verfügung. Diese können das gesamte 1. Lebensjahr genutzt werden und müssen nicht durch Folgenahrungen ersetzt werden. Nahrungen mit der Bezeichnung als Pre-Nahrung nutzen als Kohlenhydrat nur Laktose, in den 1er-Nahrungen können weitere Kohlenhydrate enthalten sein, eine Nutzung von Saccharose darf wegen der Gefährdung von Kindern mit einer hereditären Fruktoseintoleranz nicht erfolgen. Im Prinzip können Anfangsnahrungen, wie auch Muttermilch, ad libitum gefüttert werden.

Für die Nutzung von hydrolysierten Eiweißbestandteilen in HA-Nahrungen bis zur Einführung von Beikost sollte der wissenschaftliche Nachweis vorliegen, dass in allergiegefährdeten Familien die Manifestation von allergischen Erkrankungen, besonders in der Form einer atopischen Dermatitis, relevant gesenkt werden kann.

Die Notwendigkeit von Folgenahrungen ist bislang wissenschaftlich nicht belegt. Bei diesen Nahrungen ist besonders der Kohlenhydratanteil zugunsten von komplexen Molekülen, wie z. B. Stärke, verändert. Einen ernährungsphysiologischen Vorteil besitzen diese Nahrungen nicht.

Spezialnahrungen gibt es für verschiedene klinische Konstellationen, darunter für eine nachgewiesene Phenylketonurie (PKU) und eine phenylalaninarme Diät. Diese muss nach dem klinischen Bedarf abgestimmt werden, da es sich prinzipiell um eine essentielle Aminosäure handelt. Durch Spiegelkontrollen kann der Bedarf ermittelt bzw. der Umfang der Restriktion festgelegt werden.

Bei einer nachgewiesenen Galaktosämie ist die Zufuhr von Galaktose sofort zu beenden, in Konsequenz heißt das, dass die Zufuhr von Muttermilch und üblichen Säuglingsnahrungen gestoppt wird und mit einer galaktosefreien Diät begonnen wird. Galaktose ist ein Molekül des Disaccarids Laktose. Dieses kann von dem Körper nicht weiter verwertet werden, es kommt zu einer Anreicherung in den Zellen und besonders Leberzellen können dadurch geschädigt werden. Notwendig ist dann eine galaktosefreie Ernährung. Da in vielen Produkten Laktose als Hilfsstoff eingesetzt wird, sind sorgfältige Kontrollen der Inhaltsstoffe bei allen Lebens- und auch Arzneimitteln notwendig. Ein Laktasemangel und damit eine unzureichende Spaltung des Disaccarids tritt in der Regel erst im Erwachsenalter auf und ist nicht mit einer Galaktosämie zu verwechseln.

Bei weiteren angeborenen Störungen im Bereich des Eiweiß- und Fettstoffwechsels sind spezielle Diäten erforderlich. Dabei werden potentiell schädliche Komponenten nach Möglichkeit vermieden. Sofern es sich um essentielle Bestandteile der Ernährung handelt, müssen jedoch Spuren enthalten sein oder aber die notwendigen Endprodukte substituiert werden. Eine Beratung und Begleitung in einem Stoffwechselzentrum ist für diese Patienten langfristig notwendig.

Der Ernährungsbedarf im Rahmen einer Frühgeburt unterscheidet sich je nach Gestationsalter von dem Bedarf Reifgeborener. Aufgrund der starken Wachstumsphase werden Mineralstoffe, besonders Calcium und Phosphat, essentielle Fettsäuren und auch Eiweiß in größeren Mengen benötigt. Unter diesen Gesichtspunkten und aufgrund der Tatsache, dass bislang der Darm noch nicht für Resorptionsvorgänge endgültig vorbereitet ist, wurden Nahrungen und Muttermilchverstärker entwickelt, die diesen Bedarf besser decken sollen. Dabei ist die zeitliche Begrenzung der Nutzung wichtig. Als sinnvoll hat sich eine Grenze mit einem Gewicht von etwa 3,5 kg erwiesen. Eine längere Gabe von zusätzlichen Proteinen soll die Entwicklung eines metabolischen Syndroms fördern.

Die Natur hat die Milch für den Nachwuchs der eigenen Spezies angepasst. Deshalb sind die Möglichkeiten der Nutzung von tierischen Milchen durch die EU geregelt. Zugelassen sind nur Kuhmilch- und Ziegenmilchproteine. Die eigene Herstellung aus Rohmilch von verschiedenen Tieren (Kuh, Schaf, Ziege, Stute) oder aber aus anderen Rohstoffen wie Mandel oder Hafer hat hinsichtlich einer zuverlässigen Nährstoffversorgung und Hygiene erhebliche Probleme. Eine entsprechende Versorgung sollte unterlassen werden. Produkte aus Sojaprotein können weitere sekundäre Pflanzenstoffe enthalten, die eine schwach östrogene Wirkung (Flavonoide) haben oder Störungen bei der Nahrungsresorption (Phytate) verursachen. Der Einsatz ist daher nur bei klinischen Notwendigkeiten empfohlen.

3.3 Spezielle Diäten

Bei Ernährungsformen, die bestimmten Lebenseinstellungen folgen, sollte der mögliche Mangel an bestimmten Substraten beachtet werden. Eine ovo-lacto-vegetarische Ernährung bringt das Risiko einer Eisenmangelversorgung mit sich. Diese sollte daher beobachtet und auch bei der Auswahl der Lebensmittel berücksichtigt werden. Eine rein vegane Ernährung kann ohne Nahrungsergänzungen zu Mängeln führen und bedarf einer besonderen Überwachung von Gedeihen und Entwicklung. Die vegane Ernährung hat ein sehr hohes Risiko, einen Mangel an Vitamin B12 hervorzurufen, und kann zu irreversiblen neurologischen Schäden führen. Daher ist diese Form der Ernährung von der Ernährungskommission der deutschen Gesellschaft für Kinder- und Jugendmedizin nicht empfohlen. Bei fleischfreier Ernährung sollte darauf geachtet werden, dass bei den Mahlzeiten genügend Vitamin C enthalten ist, das die Bioverfügbarkeit von Nicht-Häm-Eisen entschieden verbessert. Milch dagegen reduziert die Bioverfügbarkeit. (Kersting et al., 2018)

Diäten, die wegen Unverträglichkeit, Stoffwechselerkrankungen oder Resorptionsstörungen notwendig sind, sollten im Rahmen einer Diätberatung festgelegt werden, damit auch unbekannte Quellen von zu vermeidenden Nährstoffen aufgedeckt und Mängel durch den gezielten Einsatz von bestimmten Lebensmitteln ausgeglichen werden können.

3.3 Spezielle Diäten

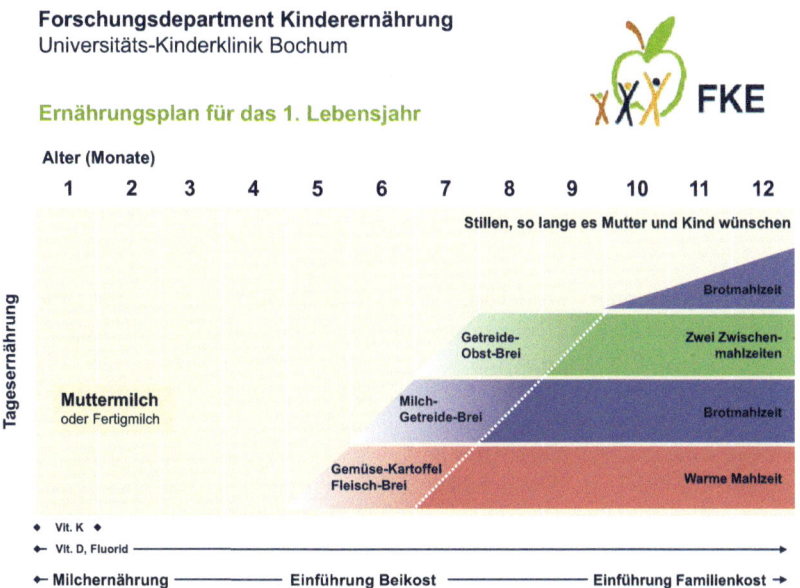

Abb. 3.1: Ernährungsplan für das 1. Lebensjahr (© Forschungsdepartment Kinderernährung (FKE) Universitäts-Kinderklinik Bochum)

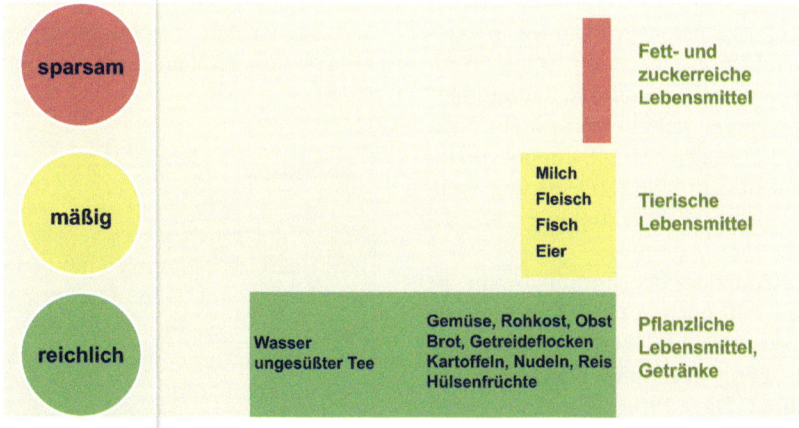

Abb. 3.2: Optimierte Mischkost für Kinder und Jugendliche (© Forschungsdepartment Kinderernährung (FKE) Universitäts-Kinderklinik Bochum)

4 Infektionserkrankungen

Neugeborene und besonders Frühgeborene sind in einem stärkeren Maß von Infektionen betroffen. Es liegt wohl daran, dass das Immunsystem und die Infektionsabwehr noch nicht die Funktionalität komplett ausgebildet haben. Im Bereich der unspezifischen Abwehr wird Komplement ab der 22. SSW gebildet, chemotaktische Aktivität und Opsonisation fehlen noch, Lysozym wird gebildet, bei den Granulozyten sind die Speicher jedoch vermindert. Die Chemotaxis fehlt, die Phagozytose und Bakterizidie sind jedoch normal, bei den Makrophagen funktionieren extra- und intrazelluläre Abtötung.

Für die spezifische Immunität ist IgA (Immunglobulin der Klasse A) bei Geburt noch nicht vorhanden, es kommt zunächst zu einer Zufuhr über die Muttermilch. IgG (Immunglobulin der Klasse G) ist plazentagängig und bildet den »Nestschutz«, IgM (Immunglobulin der Klasse M) ist das einzige fetale Immunglobulin, jedoch ist nur etwa 1–2 % der Menge des Erwachsenen vorhanden. B-Lymphozyten bilden erst nach der Geburt Antikörper, bei den T-Lymphozyten dominiert noch der Suppressoreffekt und es gibt noch keine Memoryzellen. Die Lymphozytokinproduktion ist vermindert. (Deutsche Gesellschaft für Pädiatrische Infektiologie e. V. (DGPI) et al., 2018)

Diese Reduktion der Immunabwehr ist vermutlich auf noch nicht abgeschlossene Reifungsprozesse und die erhöhte Immuntoleranz des Fötus gegenüber der Mutter zurückzuführen. Diese Prozesse sind im Detail noch nicht vollständig verstanden. Aktuell wird auch das Mikrobiom des Neugeborenen und dessen Ausbildung beforscht. Eine sehr wichtige Rolle dabei spielen die Hautkeime der Mutter, die mit dem Saugen an der Brust aufgenommen werden. Das sogenannte »vaginal seeding« scheint dabei keine Rolle zu spielen.

Die Erstbesiedelung ist von einer Bifudusflora bestimmt, die auch eine wesentliche Rolle bei der Milchzuckeraufnahme spielt. In der Frühgeborenenmedizin sind aktuell Probiotika mit unterschiedlichen Bakterienstämmen im Einsatz. Meist sind es Bifidus-Kulturen. Langzeitbeobachtungen haben zumindest gezeigt, dass die Rate der NEC (Nekrotisierende Entero Colitis) zurückgegangen ist. Allerdings ist in dieser Phase auch verstärkt frühes Füttern von Muttermilch propagiert worden, so dass auch ein Co-Effekt möglich ist. Mit Hilfe von modernen Genomsequenzierungstechniken hat man herausgefunden, dass man es mit einer viel größeren Anzahl von Bakterienstämmen zu tun hat, als man sich bislang überhaupt vorgestellt hat. Man darf auf weitere Forschungsergebnisse zum Mikrobiom gespannt sein. (Ferretti et al., 2018)

> **Definition**
>
> Von Infektionen sprechen wir, wenn es zur Übertragung, zum Haftenbleiben und Eindringen von Mikroorganismen (Viren, Bakterien, Pilze, Protozoen u. a.) in einen Makroorganismus (Mensch) und Vermehrung in ihm kommt.

Abhängig von den Eigenschaften des Mikroorganismus sind dann:

- Kontagiosität (Ansteckungskraft)
- Tenazität (Widerstandsfähigkeit bzw. Haftvermögen)
- Invasivität (Eindringungsvermögen)
- Vitalität (Vermehrungsvermögen)

Ohne eine Infektion ist die Entstehung einer Infektionskrankheit nicht möglich. Pathogenität ist die Fähigkeit von Mikroorganismen, eine Krankheit auszulösen. Der Grad der Pathogenität wird quantifiziert durch die Virulenz und ist grundsätzlich abhängig von folgenden Faktoren:

1. *Invasivität, d. h. dem Eindring- und Ausbreitungsvermögen eines Erregers*
   Eingedrungene Erreger müssen noch keine Krankheit auslösen. Im Zusammenhang mit der Körperreaktion (z. B. Entzündung) können sie dann zur manifesten Erkrankung führen (z. B. Mumpsviren lösen über durch sie induzierte Immunreaktionen erst die typische Erkrankung aus).
2. *Obligat pathogene Erreger*
   Sie gehören nicht zur physiologischen Kolonisationsflora des Wirts. Diese Mikroorganismen haben das Vermögen, weithin unabhängig von der Abwehrlage des befallenen Individuums eine Infektion hervorzurufen. Bei Menschen mit obligat pathogenen Bakterien bemüht man sich in jedem Falle um ihre Eliminierung. Dies gilt auch für Keimträger und Ausscheider.
3. *Fakultativ pathogene Erreger (Opportunisten)*
   Diese Mikroorganismen sind Bestandteil der physiologischen Kolonisationsflora. Staphylococcus epidermidis macht z. B. den Hauptanteil der physiologischen Hautflora aus. Diese Erreger bedürfen zur Auslösung von Krankheiten besonderer Gegebenheiten seitens des Makroorganismus. Beim Vorliegen von infektionsbegünstigenden Faktoren, z. B. dem Legen eines Venenverweilkatheters, kann der Erreger in den Körper eindringen und Krankheiten, z. B. eine Sepsis, verursachen.
4. *Intoxikation*
   Anders als bei ausgesprochen invasiven Erregern, die eine Infektion auslösen, sind die Erreger (z. B. Clostridien, Vibrio cholerae oder Corynebacterium diphtheriae) nicht aufgrund von Bakterienvermehrung, sondern durch ihre Toxine pathogen!
5. *Hypersensitivität*
   Eine Hypersensitivitätsreaktion führt zu einer Verstärkung des Krankheitsprozesses durch überschießende Immunantwort des Makroorganismus, wie z. B. bei rheumatischem Fieber als Streptokokken-Folgeerkrankung.
6. *Wirtsspektrum*
   Nicht jeder Erreger ist für den Menschen oder aber für eine Tierart pathogen. Die Aussage »pathogen« bezieht sich auf eine Wirtsspezies. Man spricht also von »menschenpathogenen«, »mäusepathogenen« Erregern etc. Der Umfang des Wirtsspektrums ist erregerspezifisch. Die Kenntnis des Wirtsspektrums eines Erregers ist für die Humanmedizin vor allem unter dem Gesichtspunkt der Seuchenbekämpfung bedeutsam; denn menschenpathogene Erreger, die unter natürlichen Verhältnissen auch bei anderen Wirtsspezies vorkommen, haben in dem entsprechenden Tierbestand u. U. ihr Infektionsreservoir. Damit kann das Wirkspektrum eng oder weit sein. Macht die Artzugehörigkeit des exponierten Makroorganismus eine Infektion unmöglich, so spricht man von Unempfänglichkeit.
7. *Organotropismus*
   Bestimmte Organe oder Zellen sind in einer Spezies besonders empfangsbereit für Erreger, dies ist Organotropismus. Zum Beispiel bevorzugt Bordetella pertussis das Flimmerepithel des Respirationstraktes, Neisseria gonorrhoeae adhäriert an zilienlosen, nicht aber an zilientragenden Zellen des Urogenitaltraktes.

- *Inkubationszeit*
  Hierbei handelt es sich um den Zeitraum zwischen der Ansteckung (Eindringen des

Krankheitserregers in den Körper) bis zum Auftreten der ersten Krankheitserscheinungen der Infektionskrankheit.

- *Basisreproduktionszahl (R_0)*
Die mittlere Zahl der Sekundärfälle, die ein Infizierter in der Periode seiner Ansteckungsfähigkeit in einer gegebenen nichtimmunen Population erzeugt. R_0 ist eine wichtige Maßzahl i. R. der mathematischen Epidemiologie bei der Modellierung der Ausbreitung von Infektionskrankheiten. Sie hilft z. B., die mögliche Ausbreitung bei Beginn einer Epidemie einzuschätzen oder zu bestimmen, welcher Anteil einer Bevölkerung immun sein muss, um eine Epidemie zu verhindern (vgl. SIR-Modell).

- *SIR-Modell (engl.: Susceptible-Infected-Recovered-Model)*
Mathematisches Modell, in dem die Ausbreitung einer bestimmten Infektionskrankheit in einer Modellpopulation mit den Variablen »Susceptible – S« (Empfängliche), »Infected – I« (Infizierte, Ansteckende) und »Recovered – R« (aus dem Kreis der Empfänglichen Ausgeschiedene wegen Immunität nach Erkrankung, Isolierung oder eines tödlichen Ausgangs) unter Einbeziehung der Basisreproduktionszahl R_0 im zeitlichen Verlauf berechnet werden kann.

- *Kontagionsindex, Durchseuchungsquotient oder Infektionsindex*
Damit wird die erregerspezifische Infektionswahrscheinlichkeit nach Exposition beschrieben. Der Kontagionsindex ist ein Maß für die Infektiosität eines Erregers bei Erstkontakt, ein Index von 0,9 bedeutet, dass 9 von 10 exponierten empfänglichen Personen infiziert sind. Beispiele: Masern: 0,95; Keuchhusten: 0,80; Typhus: 0,50; Röteln: 0,15–0,20; Diphtherie: 0,10–0,20.

Tab. 4.1: Infektion Virulenzfaktoren (eigene Zusammenstellung)

Virulenzfaktoren	Wirkmechanismus	Beispiele für Erreger
Adhärenz *Anheftung an die Oberfläche*	Fimbrien für Adhäsion, Anheftung an Epithelzellen, Erreger werden nicht mit der Peristaltik weggeschwemmt	E. Coli, Choleravibrionen, Salmonellen
Invasion *Eindringen in den Wirtsorganismus*	Durch Enzyme werden die Zellstrukturen aufgespalten, Induktoren (Proteine) begünstigen die Aufnahme in die Zelle, »Infektionsstraßen« werden gebildet, Beweglichkeitsorganellen der Erreger sorgen für aktive Bewegung	Salmonellen, Shigellen
Etablierung *Behauptung des Erregers gegen Resistenzen und Immunfaktoren*	• Verhinderung der Phagozytose durch die Wirtszellen durch Kapseln oder Fibrinklumpen • Schutz vor Lyse durch Evasion aus dem Phagosom (herauswandern) • Abtöten der Phagozyten durch Produktion von Leukozidinen • Immunsupression durch Abbau von Antikörpern • Durch Antigenvariation (Antigenshift oder -drift) ist das Immungedächtnis unnütz, es muss eine erneute Immunreaktion stattfinden.	• Staph. aureus, Pneumokokken • Listeria monocytogenes • Staph. aureus, E. Coli. Clostridium perfringens • Neisseria gonorrhoeae • Influenzaviren

Tab. 4.1: Infektion Virulenzfaktoren (eigene Zusammenstellung) – Fortsetzung

Virulenzfaktoren	Wirkmechanismus	Beispiele für Erreger
Schädigung – Toxine	• Schädigung der Wirtszelle durch intrazelluläre Vermehrung des Erregers, Folge können Verkleinerung der Zelle (Pyknose), Verschmelzung von mehreren Zellen (Synzytium), Einschlüsse oder Lyse der Wirtszelle sein • Exotoxine können aktiv sezerniert werden, freigesetzt nach Tod des Erregers an der Erregeroberfläche anhaften und auch im Blutstrom weiterverteilt werden. • Endotoxine können durch die Freisetzung von Entzündungsmediatoren (TNTα, Interleukine) eine Immunreaktion und die Entzündungskaskade starten und durch die Entzündungsreaktion schädigen. • Superantigene sorgen für eine überschießende Immunreaktion (Varianten von Staphylokokken, Endotoxine, Toxic-Shock-Syndom-Toxin-1, Exfoliatine)	• Viren, Chlamydien • Polio • Parainfluenzaviren • Adenoviren • Chlamydien und Shigellen • Diphtherie • Tetanus, Botulismus • Shigellen • gramnegative Bakterien • grampositive Bakterien, Formen von S. aureus • Exfoliatine sind für SSSS (Staphylococcal-Scalded-Skin-Syndrom) verantwortlich

- *Epidemie*
  Dabei gibt es ein stark gehäuftes, örtlich und zeitlich begrenztes Vorkommen einer Erkrankung (v. a. Infektionskrankheiten). Explosivepidemien zeigen einen steilen Anstieg und Abfall der Zahl der Erkrankten (z. B. Trinkwasserepidemien). Bei Tardivepidemien ist ein langsames Ansteigen und Abfallen charakteristisch (Kontaktepidemien).
- *Endemie*
  Ständiges Vorkommen einer Erkrankung in einem begrenzten Gebiet (z. B. die Ebola-Infektionen in Afrika)
- *Pandemie*
  Ausbreitung einer Infektionskrankheit über Länder und Kontinente hinweg (z. B. SARS-CoV-2-Pandemie), ohne dass die Erkrankung wirksam begrenzt werden kann.

In den bisherigen Definitionen sind manifeste Infektionen beschrieben worden. Es gibt zudem noch subklinische Infektionen. Dabei kommt es zu einem Zustand zwischen Kolonisation und apparenter Infektionskrankheit, z. B. als stille Feiung (Immunität nach inapparenter Infektion). Ein Großteil von Personen, die mit Poliomyelitisviren in Berührung kommen, entwickeln keine klinisch manifeste Infektion, Antikörper als immunologische Auseinandersetzung mit den Erregern können nachgewiesen werden. Nur wenige infizierte Menschen entwickeln eine apparente Infektion.

Als eine endogene Infektion wird die Erkrankung durch kolonisierende Mikroorganismen bei abwehrgeschwächten Personen beschrieben. Die Erreger sind Bestandteil der normalen Besiedlung der Person und in der Regel fakultativ pathogen, d. h. erst wenn Umstände es ermöglichen, werden die Erreger pathogen für den Wirt.

4.1 Bakterielle Infektionen

4.1.1 Frühe Infektion

Frühgeborene und Neugeborene nach vorzeitigem Blasensprung und Infektionen der Mutter sind in unterschiedlichem Maß nach der Geburt von Infektionen bedroht. Von konnatalen Infektionen wird bis zum Alter von 72 Stunden gesprochen, in vereinzelten Quellen auch bis 120 Stunden. Der Infektionsbeginn wird im Geschehen rund um die Geburt gesehen. Spätere Infektionen werden häufig als nosokomiale Infektionen angesehen. Manipulationen und der Gebrauch von Devices werden als Ursache betrachtet. (Berufsverband der Frauenärzte e. V. et al., 2016; Zemlin et al., 2018)

Da diese Infektionen sehr rasch und dramatisch verlaufen können, wird bei einem Verdacht eines Amnioninfektionssyndroms rasch mit einer antibiotischen Therapie begonnen. Anhaltend negative Werte für das CrP (C-reaktive Protein) können auch rasch wieder zur Beendigung der Therapie führen. Das Spektrum der Behandlung sollte B-Streptokokken, Listerien und E. Coli umfassen – wobei Infektionen mit Listerien bei einer konsequenten Vermeidung von Rohmilchprodukten während der Schwangerschaft sehr selten geworden sind. Weiter gibt es mütterliche Risiken für eine Infektionsentwicklung. Dazu gehören: mütterliche Erkrankungen (Diabetes, Sichelzellanämie, rheumatisches Fieber, besonders mit Endokarditis), Frauen, die eine immunsuppressive Therapie erhalten, sowie Trägerinnen von künstlichen Herzklappen. Die Symptome einer Infektion sind oft subtil und sehr unspezifisch. Oft ist das klinische Erscheinungsbild mit einer systematischen inflammatorischen Reaktion gleichzusetzten (SIRS), diese kann auch durch Sauerstoffmangel oder eine Operation ausgelöst sein. Der weitere Verlauf in eine fulminante Sepsis ist aber rasch und dann häufig nicht mehr aufzuhalten. Bei einem protrahierten Verlauf erhöht sich auch das Risiko, eine Meningitis zu erleiden. Bei einer blutkultur-positiven Sepsis sind die spezifischen Parameter: ein Temperaturunterschied zwischen peripher und zentral gemessener Temperatur von > 2 °C, CrP-Anstieg innerhalb von 24 Stunden, zunehmender Beatmungsbedarf und Zunahme von Bradykardien und Apnoen.

> **Merke**
>
> Eine frühzeitige Therapie ist nach Abnahme einer Blutkultur bei Sepsisverdacht unverzüglich einzuleiten, auch wenn es aktuell keine offensichtlichen Risikofaktoren gibt. Infektionen mit E. Coli und β-hämolisierenden Streptokokken sind die häufigsten Erreger von frühen Infektionen und in der Kombination von Ampicillin und einem Aminoglykosid gut zu behandeln.

4.1.2 Späte Infektionen

Als weitere Entität wird die late onset Sepsis (späte Infektion) abgegrenzt. Wieso es zu diesen späten Infektionen kommt, ist bislang nicht geklärt. Aber insbesondere Infektionen mit B-Streptokokken sind für solche späten Erkrankungen bekannt. Der Verlauf kann noch deutlich akuter und fulminanter sein, auch ist die Komplikation einer Meningitis deutlich häufiger. Aus diesem Grund wird schon die initiale Therapie breiter angelegt.

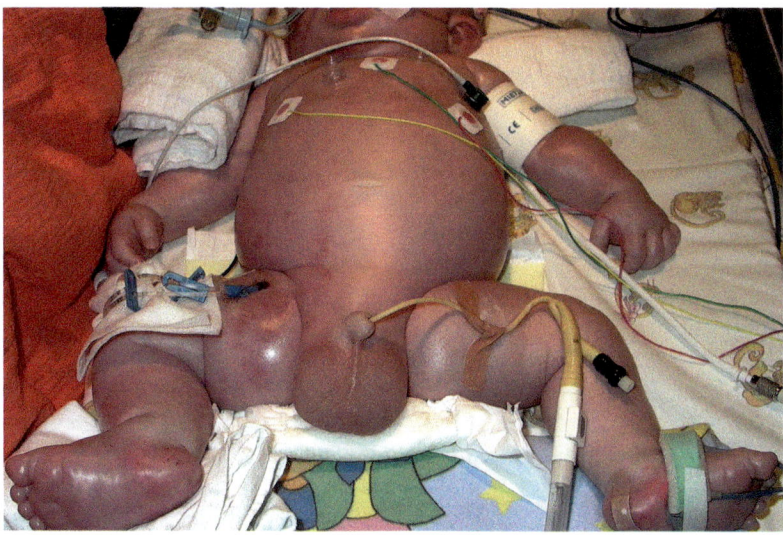

Abb. 4.1: Vollbild einer schweren late onset B Streptokokkensepsis mit generalisierten Ödemen und Hautveränderungen im Bereich des Bauchs und auch des rechten Beins

Merke

Für beide Formen der Neugeborenen-Infektion gilt, dass es den einen spezifischen Laborparameter oder das spezifische Symptom nicht gibt. In der Regel ist die Bewertung häufig erst retrospektiv möglich, ob eine Sepsis vorgelegen hat. Aus pragmatischen Gründen hat man bei der Erfassung von Infektionen während eines stationären Aufenthalts besonders gefährdeter frühgeborener Kinder < 1.500 g bewusst die ärztliche Entscheidung für eine antibiotische Therapie mit einfließen lassen. Es sind keine Kriterien für oder gegen eine Therapie, sondern um die nosokomialen Infektionen zu vermeiden und diese kenntlich zu machen.

4.1.3 Spezifische Infektionen älterer Kinder

Schon bei reifen Neugeborenen kann eine Infektion sich nur als Pneumonie manifestieren. Je älter die Kinder werden, desto häufiger sind Infektionen zunächst nur organbezogen, z. B. Otitis, Pneumonie, nach Ausbildung der Nasennebenhöhlen auch Sinusitiden. Zunehmende Ausbildung der Körperabwehr führt zu mehr lokalisierten Infektionen. Aber eine geschwächte Immunabwehr kann in jedem Alter zu einer generalisierten Infektion (Sepsis) führen. Mit Beginn der Regelimpfungen kann gegen einige bakterielle Erreger aktiv geimpft werden (Bordatella pertussis, Haemophilus influenzae, Meningokokken, Pneumokokken, Diphtherie, Tetanus). In den zur Entscheidung führenden Gründen hat die ständige Impfkommission für Deutschland (STIKO) hinterlegt, was mit der Impfung erreicht und welche Erkrankungen vermieden werden sollen.

Häufig haben bakterielle Infektionen in diesem Alter eine Historie. Damit ist gemeint, dass zunächst banale virale Infekte z. B. den oberen Respirationstrakt betroffen haben. In den Bereichen der lokalen Infektion siedeln sich Bakterien an oder haben jetzt gute Wachstumsbedingungen, sodass sich die bakterielle Infektion auf den viralen Infekt pfropft. Aber auch natürliche Barrieren können sie überwinden, weil die Infektionen z. B. die *tuba eustachii* verschließt und damit aneroben Bakterien eine ideale Umgebung bietet oder aber reichlich Schleim produzieren, die eine Verlegung der Nasennebenhöhlen bewirken kann und auch dort für eine Optimierung für bakterielles Wachstum sorgt. Grundsätzlich gilt, dass virale Infekte konsequent symptomatisch behandelt werden sollen und nachfolgende Komplikationen zu vermeiden sind. Der Einsatz von Antibiotika ist erst bei gesicherten bakteriellen Infekten gerechtfertigt.

4.1.4 Ureaplasmen

Der Erreger ist Ureaplasma urealyticum und fakultativ pathogen. Infektionen des Genitaltraktes bei Mann und Frau an unterschiedlichen Lokalisationen werden nachgewiesen. Während einer Schwangerschaft kommt es häufiger zu einer Besiedelung der Amnionhöhle und Chorioamnionitis bei besiedelten Frauen. Bei hoher Erregerdichte ist auch die Auslösung einer Frühgeburt möglich. Reifgeborene und Kinder bis zum Pubertätsalter haben in der Regel keine Probleme mit Infektionen. Bei Frühgeborenen kann es zur Pneumonie kommen, die subakut verläuft und häufig, bei fehlenden sonstigen Krankheitszeichen, nur schwer gegen eine beginnende bronchopulmonale Dysplasie abzugrenzen ist. Eine Behandlung ist mit Makrolid Antibiotika möglich, eine prophylaktische Gabe während der Schwangerschaft ist nicht sinnvoll, da keine ausreichenden Wirkspiegel intrauterin erreicht werden.

4.2 Virale Infektionen

Grundsätzlich gibt es für akute virale Infektionen nur sehr eingeschränkte Behandlungsmöglichkeiten. Zudem sind Virostatika häufig mit vielen Nebenwirkungen behaftet, sodass für die Vermeidung von Infektionen Impfungen im Vordergrund stehen, sofern sie für den entsprechenden Virustyp auch zur Verfügung stehen. Eine weitere Möglichkeit, diese Infektionen zu bekämpfen, ist der Einsatz von monoklonalen Antikörpern, die ebenfalls nur für eine beschränkte Anzahl von Infektionen zur Verfügung stehen und im Gegensatz zu vielen Impfungen immer wieder verabreicht werden müssen. Allerdings eröffnen sie Behandlungsstrategien für Infektionen, die bislang lediglich symptomatisch therapiert werden konnten und häufig im Verlauf eine sehr ungünstige Prognose hatten. Auch hier ist das Nebenwirkungsspektrum noch nicht komplett zu überschauen.

Im weiteren Verlauf werden einige Virusinfektionen vorgestellt, z. T. wegen der Differentialdiagnose oder um auf die Wichtigkeit der Impfung dieser Infektionen hinzuweisen.

4.2.1 Virusinfektionen mit morbilliformen (masernähnlichem) Exanthem

- Exanthema subitum
- Masern
- Röteln

- Infektiöse Mononukleose
- Ringelröteln

Das Exanthem bei Exanthema subitum, infektiöser Mononukleose und Ringelröteln ist häufig rasch wieder flüchtig. Für die anderen Erkrankungen folgt ein differentialdiagnostischer Vergleich des papulösen Exanthems (Scharlach ist eine bakterielle Infektion):

Tab. 4.2: Differenzierung von Infektionen mit morbilliformen Exanthem (eigene Zusammenstellung)

Merkmal	Masern	Röteln	Scharlach
Prodromi	Hohes Fieber, Husten, Konjunktivitis	Mäßiges Fieber, relativ guter AZ	Hohes Fieber, Angina tonsillaris
Exanthem	Makulopapulös, konfluierend, kraniokaudale Ausbreitung (retroaurikulär beginnend)	Klein- bis mittelfleckig, nicht konfluierend, kraniokaudale Ausbreitung (Beginn retroaurikulär)	Kleinfleckig, sandkornartig, Ausbreitung von unten nach oben, periorale Blässe, Schuppung
Besonderheiten	Koplik-Flecken	Starke nuchale Lymphknoten-Schwellung	Himbeerzunge
Risiko	subakute sklerosierende Panenzephalitis (SSPE)	Infektion von Schwangeren mit Auftreten einer Embryo- oder Fetopathie	Folgeerkrankungen: akutes rheumatisches Fieber, Glomerulonephritis, reaktive Arthritis, pädiatrische, autoimmun neurologische Folgeerscheinungen

Exanthema subitum

> **Merke**
>
> Synonyme sind: Drei-Tage-Fieber, Rosela infantum und im englischen Sprachraum auch »Sixth Disease«.

Verantwortlich für die Krankheitserscheinungen sind zwei Virusstämme der Herpesgruppe: HHV (humanes Herpes Virus) 6 und 7. Meist im frühen Kleinkinderalter tritt über drei Tage hohes Fieber auf und danach ein makulopapulöses Exanthem. Bei etwas älteren Kindern tritt bei der Infektion mit HHV7 etwas gehäuft auch ein Fieberkrampf auf. Die HHV6-Infektion tritt bei etwa 1 % aller Neugeborenen schon konnatal auf, der Verlauf ist subklinisch. In sehr seltenen Fällen wird auch ein Sepsis ähnliches Krankheitsgeschehen beschrieben. Mehr als 95 % der Schwangeren sind, wie auch die Kinder im 2. Lebensjahr, seropositiv. Schwerwiegende Komplikationen und Therapie für immunkompetente Kinder sind nicht bekannt. Die Diagnose wird im Normalfall nach dem klinischen Verlauf gestellt.

Masern

Maserninfektionen sind hochinfektiös und können mit Komplikationen einhergehen, die Häufigkeit variiert mit dem Alter der Patienten. Häufige Komplikationen einer Maserninfektion sind Mittelohrentzündungen (5–15 %) und Lungenentzündungen (1–10 %), seltener Durchfälle. In einem von 1.000 bis 5.000 Fällen tritt im weiteren Verlauf der

Infektion eine Gehirnentzündung (Enzephalitis) auf. Diese heilt häufig nur mit Defekten aus. Eine seltene, immer tödlich verlaufende Spätfolge einer Masernerkrankung ist die subakute sklerosierende Panenzephalitis (SSPE). Sie tritt erst spät nach der eigentlichen Infektion auf. Diese Latenz beträgt oft fünf bis zehn Jahre. Sie wird in einem von 10.000 bis 100.000 Fällen beobachtet, besonders betroffen sind erkrankte Kinder bis zum Alter von fünf Jahren.

Wegen dieser schwerwiegenden Komplikationen ist die Masernimpfung empfohlen. Ziel der WHO ist es, eine Ausrottung der Wildmasern zu erreichen. Jedoch werden schon seit Jahren die erforderlichen Impfraten in Deutschland nicht erreicht. Daher gibt es seit März 2020 eine Impfpflicht für die Zulassung zu Gemeinschaftseinrichtungen, wie Hort, Kindergarten oder Schule, für Mitarbeiter in medizinischen Einrichtungen, die nach 1970 geboren sind, und für Asylbewerber, sofern sie keinen Impfnachweis erbringen können. Ein Postexpositionsprophylaxe ist bis zu drei Tage nach dem Kontakt sinnvoll und auch wirkungsvoll. (Ständige Impfkommission, 2010) Der Kontaktionsindex beträgt 100, d. h. von 100 exponierten, nicht immunen Personen erkranken auch 100.

> **Merke**
>
> Mit einer Postinfektionsprophylaxe ist die Gabe von Hyperimmunglobulin spezifisch gegen die Erkrankung oder aber eine aktive Impfung gemeint. Bei einer aktiven Impfung muss der Erfolg schneller eintreten als die Inkubationszeit ist oder eine antiinfektiöse Behandlung, mit dem Ziel, die Erkrankung zu verhindern, wirken kann.

Röteln

Gefährdet durch eine Rötelninfektion sind Schwangere mit nicht ausreichender Immunität. Als ausreichend geschützt gelten Frauen, die eine Rötelninfektion durchgemacht oder aber zweimal aktiv gegen Röteln geimpft wurden. Frauen in einem gebärfähigen Alter sollten bei einem unbekannten Status oder nur einer dokumentierten Impfung vor dem Eintritt einer Schwangerschaft geimpft werden. Wird im Rahmen der Schwangerschaftsvorsorge ein negativer Status festgestellt, sollte die Impfung nach Beendigung der Schwangerschaft erfolgen. Der Rötelnvirus ist nur humanpathogen und daher ist von der WHO das Ziel einer Eradikation der Rötelninfektionen ausgegeben worden.

Die Gefährdung ist während der 1.–12. Schwangerschaftswoche für eine Schädigung am größten. Neben Aborten kann es zur Frühgeburt oder Embryopathie kommen. Die häufigsten Erscheinungen nach einer Rötelninfektion sind Wachstumsretardierung, Schwerhörigkeit, Augenfehlbildungen mit Katarakt, Herzfehler und Myokarditis, psychomotorische Retardierung und Meningitis. Diese vielen Symptome machen es schwer, die Infektionen postnatal sicher zu erkennen, einige Kinder werden auch erst in den ersten Lebensjahren auffällig. Insgesamt ist die vermutete Rate an Infektionen zu niedrig, da nicht alle frühen Aborte auch entsprechend zugeordnet werden können. Die Therapie ist symptomatisch, Infektionen lassen sich durch Immunisierung vermeiden, die Infektion könnte weltweit ausgerottet werden. Eine Postexpositionsprophylaxe hat sich nicht als sinnvoll erwiesen.

Infektiöse Mononukleose

Auch für diese Viruserkrankung ist bislang keine kausale oder antivirale Therapie bekannt. Der Erreger wird mit mehreren malignen Erkrankungen, die besonders die B-Lymphozyten betreffen, in Verbindung gebracht. Auch hier fehlt noch der letztendliche kausale Zusammenhang, um die Ätiologie zu verstehen und dann auch Therapieansätze zu haben. Kinder bis etwa fünf Jahre machen die Erkrankung oft asymptomatisch oder nur mit leichten Symptomen einer viralen Infektion durch. Typisch ist ein Hautausschlag nach Gabe von Ampicillin. Es handelt sich dabei nicht um eine Allergie. Ältere Kinder und Jugendliche sowie junge Erwachsene haben dagegen die typischen Symptome mit hohem Fieber, Pharyngitis und Tonsillitis, Abgeschlagenheit, Milzvergrößerung und vergrößerte Lymphknoten. Erregerreservoir ist nur der Mensch, Übertragung erfolgt über Speichel und sexuelle Kontakte (»Kissing disease«). Ab dem 30. Lebensjahr sind etwa 90 % seropositiv. Neugeborene haben einen Nestschutz von etwa sechs Monaten. Infektionen während der Schwangerschaft sind bislang selten beschrieben, möglicherweise führen sie zu frühen Aborten oder Frühgeburten, ohne gravierende Schädigung des Fötus.

Ringelröteln (Parvovirus B19)

Auch bei dieser Viruserkrankung besteht eine Gefährdung für Schwangere, die seronegativ sind, da in etwa bei 1/3 der Fälle eine transplazentare Infektion geschieht. Die Infektion betrifft die hämatopoetischen Stammzellen und verursacht vorübergehend eine Anämie, häufig sind auch die neutrophilen Granulozyten und Thrombozyten betroffen. Neben Grunderkrankungen der Immunabwehr und Erythrozytenlebensdauer (Sichelzellanämie, Sphärozytose, Thalassämie) sind besonders Kinder bis zum Alter von etwa drei Jahren betroffen. Manche Erythrozytopathien werden erst mit der Ringelrötelerkrankung diagnostiziert. Die daraus entstehende Anämie ist passager und bei sonst gesunden und immunkompetenten Kindern harmlos. Bei den Feten kommt es im Rahmen der Infektion auch zur Anämie und durch einen gleichzeitigen Endothelschaden zu einer Hypoxie. Diese führt zu einem *Capillary leak*, d. h. es bildet sich ein Ödem, mit der Entstehung eines Hydrops fetalis. Dieser kann zu Totgeburten führen.

Schwangere, die eine akute Parvovirus B19-Infektion haben, müssen regelmäßig hinsichtlich der Entwicklung eines Hydrops überwacht werden. Sonstige Schädigungen für den Fötus gibt es nicht. Eine antivirale Therapie ist bislang nicht etabliert. Schutzbedürftig sind Schwangere, die in Berufen mit vielen Kontakten zu Kindern arbeiten. Sofern kein Immunschutz vor Ringelröteln besteht, sollte das Risiko durch Verlagerung des Arbeitsplatzes oder Berufsverbot minimiert werden. Grundsätzlich gilt, dass die Diagnosestellung mit Ausbruch des Exanthems zu spät kommt.

Der Krankheitsverlauf besteht zunächst in unspezifischen Symptomen eines fieberhaften Infektes. Mit Auftreten des Exanthems sind immunkompetente Kinder nicht mehr infektiös. Zu beachten ist auch, dass normale Desinfektionsmaßnahmen wegen einer hohen Stabilität der Viren kein ausreichender Schutz vor Infektionen sind. Damit gilt für Schwangere, die einen Kontakt vor Exanthemausbruch hatten, dass eine serologische Kontrolle, und bei akuter Infektion die Überwachung des Fötus hinsichtlich der Ausbildung eines Hydrops, erfolgen sollte.

4.2.2 Infektionen mit vesikulärem Exanthem

Windpocken

Der Erreger für Windpocken ist ein Virus aus der Herpesgruppe *herpes zoster*. Er ist der Verursacher von zwei Krankheitsbildern: zunächst Windpocken und als endogene Reaktivierung ein Zoster oder Gürtelrose. Erregerreservoir ist nur der Mensch. Wegen der ausgeprägten Komplikationen ist die Impfung als Prophylaxe vorgesehen. Um eine »Durchbruchsinfektion« zu vermeiden, wird sie nach der aktuellen Empfehlung zusammen mit Masern, Mumps und Röteln zweifach verabreicht. Ab dem Alter von 60 Jahren sollte zudem nochmals gegen Herpes Zoster geimpft werden.

Vor dem Beginn von Regelimpfungen waren die Windpocken mit einer hohen Durchseuchungsrate verbreitet. Infektionen bei größeren Kindern sind nur mit wenigen Komplikationen der Haut verbunden, wenn eine effektive Therapie des Juckreizes betrieben wird. Die Haut kann bakterielle Superinfektionen, besonders von aufgekratzten Effloreszenzen, bekommen. Mittelohrentzündungen und Infektionen der Atemwege (Bronchitis, Pneumonie) sind häufig und es kommt zu Infektionen des Zentralnervensystems. Ab dem vierten Lebensjahr steigt die Komplikationsrate kontinuierlich an. Um die Krankheitslast zu senken und besonders gefährdete Gruppen zu schützen, wurde 2004 in Deutschland die Varizellenimpfung im Kindesalter eingeführt, letztlich auch um Komplikationen zu minimieren. Zu den Risikogruppen zählen immuninkompetente Patienten, Patienten mit Neurodermitis und Schwangere zu allen Zeitpunkten der Schwangerschaft mit unterschiedlichen Folgen. Eine neonatale Infektion kann auch letal enden.

Für die Postexpositionsprophylaxe bestehen, abhängig vom Zeitpunkt der Infektion, unterschiedliche Empfehlungen:

Tab. 4.3: Übersicht der Maßnahmen zu Therapie und Prophylaxe der fetalen, neonatalen und maternalen Varizella-Zoster-Virus-Infektion/-Erkrankung *Off-Label-Use (Gesellschaft für Virologie e.V. et al., 2021, S. 84)

Therapie/Prophylaxe	Verfügbar	Maßnahme/Intervention
Prophylaxe der maternalen Infektion/Erkrankung vor der Schwangerschaft	Ja	Lebendimpfstoff Aktive Immunisierung nicht immuner Frauen vor der Schwangerschaft
Prophylaxe der Infektion während der Schwangerschaft	Ja	Postexpositionsprophylaxe Passive Immunisierung mit Varizella-Zoster-Immunglobulin
Therapie der maternalen Erkrankung	Ja	Antivirale Therapie*
Prophylaxe der fetalen Erkrankung/Infektion	Ja	Postexpositionsprophylaxe Passive Immunisierung mit Varizella-Zoster-Immunglobulin
Therapie der fetalen Erkrankung/Infektion	Nein	/
Prophylaxe der neonatalen Erkrankung	Ja	Expositionsprophylaxe Passive Immunisierung mit Varizella-Zoster-Immunglobulin
Therapie der neonatalen Erkrankung/Infektion	Ja	Antivirale Therapie*

Herpes simplex

Für Herpesinfektionen sind zwei Erreger verantwortlich: HSV-1 und -2. Eine gewisse lokale Präferenz liegt bei den Infektionen vor. Beim Erregertyp HSV-1 treten Infektionen häufig im Bereich der Haut und der Schleimhäute des oberen Respirationstrakts auf, bei HSV-2 im Bereich der Genitalien und des Perineums. Die Viren gehören zu einer Gruppe, die mit den Erregern von CMV, EBV und Varizellen verwandt sind. Kreuzreaktionen machen manchmal die Diagnostik über Antigene schwierig. Die genauste und mittlerweile schnellste Methode ist der Nachweis mit PCR. Als Behandlungsoption steht Aciclovir, auch während der Schwangerschaft, zur Verfügung. Für die Prävention von schweren Infektionen des Neugeborenen vor, während oder nach der Geburt, unter Umständen mit Beteiligung des Nervensystems, ist sowohl die Behandlung der Mutter, aber auch die Aufklärung über die Übertragung der Erreger erforderlich.

> **Information**
>
> Die aktuellen Empfehlungen für Infektionen während der Schwangerschaft und um die Geburt sind ausführlich in der AWMF-Leitlinie 059-006 *Sexuell übertragbare Infektionen (STI) – Beratung, Diagnostik, Therapie* und 093-001 *Labordiagnostik schwangerschaftsrelevanter Virusinfektionen* dargestellt.

Am häufigsten werden die Neugeborenen mit dem Erreger HSV-2 infiziert. Dabei ist der wesentliche Übertragungsweg perinatal im Rahmen der vaginalen Geburt von asymptomatischen Müttern. Grundsätzlich erfolgt die Infektion durch engen Körperkontakt und hängt bei Neugeborenen von der Viruslast im Vaginalsekret ihrer Mütter ab. Die Inkubationszeit kann bis zu sechs Wochen betragen. Die Übertragung von HSV-1 erfolgt oft über Küssen und Schmusen, besonders bei seronegativen Müttern, durch Personen mit einem Herpes labialis.

Mit zwar fließenden Übergängen können drei Verlaufsformen einer Herpesinfektion beim Neugeborenen abgegrenzt werden. Im englischen Sprachraum wird eine als SEM (Skin, Eye, Mouth) lokalisierte Form von einer lymphozytären Meningitis und der disseminierten HSV-Sepsis abgegrenzt. Auch bei der nur lokalisierten ersten Form kann es schon zu einer symptomarmen Enzephalitis kommen. Leider neigen die Infektionen von Neugeborenen immer wieder zu Rezidiven, die dann mit choreoathetotischen Bewegungsstörungen einhergehen. Wegen dieser rasch invasiven Erkrankung ist frühzeitig bei Verdacht aus Läsionen oder nach vaginaler Geburt aus Abstrichen von den Konjunktiven und dem Nasenrachenraum ein PCR-Nachweis zu führen. Hilfreich ist auch eine PCR-Untersuchung des Lochien peripartal, da hier die Sensitivität höher als bei den kindlichen Abstrichen ist.

Der Beginn einer Behandlung schon bei Verdacht ist wichtig. Die Therapie erfolgt über mindesten zwei Wochen, bei einer gesicherten Infektion im Zentralnervensystem mindesten über drei Wochen. Der Erfolg sollte mit PCR-Untersuchungen des Liquors kontrolliert werden. Zur Prophylaxe sollten bei exponierten Neugeborenen postnatal Abstriche genommen werden. Wird keine Therapie mit Aciclovir begonnen, muss bis sechs Wochen nach Entbindung täglich nach Symptomen einer Infektion geschaut werden. Dies gilt für den direkten Kontakt zu einem Herpes genitalis. Für die Infektionen bei der Mutter mit einem Herpes labialis gibt es keine guten Daten für das Vorgehen beim Neugeborenen. Aber auch hier ist die regelmäßige klinische Kontrolle essentiell. Eine bei der Mutter nach 32 SSW nachgewiesene Infektion sollte zur Behandlung, wie auch bei Frühgeborenen, führen. Bei einer rezidivierenden genitalen Infektion gibt es im Gegensatz zur aktiven Infektion oder prodromalen Symptomen keine Indikation für eine Entbindung mit einem Kaiserschnitt. Allerdings macht es Sinn, diesen Frauen nach 36 SSW bis zur Geburt eine Behandlung mit Aciclovir zukommen zu lassen, um die Virusausscheidung zu reduzieren.

4.2.3 Weitere wichtige Viruserkrankungen

Influenza

Influenza ist meist durch allgemeine Erkältungssymptome, hohes und plötzlich einsetzendes Fieber gekennzeichnet. Abhängig vom Lebensalter und gefährdenden Grunderkrankungen ist die Mortalität in den jeweiligen Gruppen unterschiedlich hoch. Durch unterschiedliche Subtypen und genetische Veränderungen unterscheidet sich die Influenza-Infektion von anderen Viruserkrankungen, da eine aktuelle Impfung nicht vor den Subtypen der Zukunft schützen kann. Daher sind jährlich veränderte Impfungen notwendig.

Bei Schwangeren ist aufgrund der Immuntoleranz gegenüber dem Fötus die Immunantwort reduziert. Dadurch sind schwerere Infektionsverläufe möglich. Zum Ende der Schwangerschaft mit veränderter Hämodynamik (erhöhte Herzfrequenz, erhöhter Sauerstoffbedarf, eingeschränktes Lungenvolumen) steigt die Rate an Pneumonien und folglich auch Todesfällen bei infizierten Frauen gegenüber nicht Schwangeren. Aus diesem Grund wird seit 2010 die Immunisierung im 2. Trimenon empfohlen. Für Schwangere mit Grundleiden, z. B. chronische Lungenerkrankungen, chronische Herz- Kreislauferkrankungen und Immundefizienz (z. B. HIV), wird eine Immunisierung schon im 1. Trimenon empfohlen. Neben dem Schutz der Mutter konnte nachgewiesen werden, dass auch das Neugeborene nach der Impfung von den mütterlichen Antikörpern profitiert und damit einen gewissen Schutz vor einer Infektion hat.

Mumps

Mumps wird auch *parotitis epidemica* oder Ziegenpeter genannt. Meist liegt die Infektion der Ohrspeicheldrüsen vor. Die Erkrankung kann auch ohne offensichtliche Erkrankungszeichen ablaufen. Komplikationen gibt es bei Infektionen des Zentralnervensystems als Meningitis oder Enzephalitis, wobei es bei der Letzteren häufiger zu Hemiparesen oder einem Hydrocephalus kommt. Die Orchitis führt häufig zur einseitigen Hodenatrophie, eine Sterilität ist jedoch selten. Neonatale Erkrankungen sind sehr selten bzw. viele Erkrankungen verlaufen in den ersten zwei Lebensjahren klinisch inapparent. Die neurologischen Komplikationen sind die Begründung für die Impfempfehlung. Analog zur Impfpflicht für die Masernimpfung gibt es eine Impfempfehlung für Mumps für Mitarbeiter in Gemeinschaftseinrichtungen, wie Hort, Kindergarten, Schule oder Ausbildungseinrichtungen für junge Erwachsene, sowie für Mitarbeiter in Gesundheitsberufen mit direktem Patientenkontakt.

Polio

Aufgrund der Tatsache, dass Europa als poliofrei gilt, sind neonatale Erkrankungen mit Polio kein aktuelles Krankheitsbild mehr. Durch die weiterhin empfohlene Impfung soll weltweit die Eradikation von Polio erreicht werden. Es gibt nur noch wenige Gebiete auf der Welt, in denen noch Wildpoliofälle auftreten (Indien, Ägypten).

FSME (Frühsommer-Meningoenzephalitis)

Bislang gibt es wenig Informationen zu Erkrankungen nach Zeckenbiss mit FSME. Das Risiko wird insgesamt 1.000-fach niedriger angesetzt als an einer Borreliose zu erkranken – vorausgesetzt die Anheftungszeit der Zecke war auch zwei bis drei Tage. Für entsprechend in Risikogebieten lebende Personen und auch für Menschen, die in Berufen mit einem erhöhten Risiko arbeiten, sollte bereits vor einer möglichen Schwangerschaft ein Impfschutz angestrebt werden. Die Risikogebiete werden jährlich aktualisiert veröffentlicht. Dabei ist zu beachten, dass sich in den letzten Jahren in Deutschland die Bereiche nach Norden hin erweitert haben.

Hepatitis

Es gibt mehrere hepatotrope Viren. In Europa sind die Varianten A bis E von Bedeutung. Dabei ist die fast ausschließliche Infektion der Leber für die Namensgebung wichtig. Weitere relevante Viren für Leberinfektionen und mit Krankheitswert für Neugeborene sind: CMV, HSV-1 und -2, Humanes Herpesvirus 6 und Parvovirus B19.

Die erste Gruppe (Hepatitis A – E) manifestiert sich fast ausschließlich mit einer Leberinfektion. Es sind vom Aufbau ganz unterschiedliche Viren, die sich in Verlauf, Chronizität, Übertragungsweg und der Entwicklung eines Leberzellkarzinoms unterscheiden. Auch eine Prophylaxe ist bislang nicht für alle Formen vorhanden. Bei der zweiten Gruppe wird die Infektion von einer Leberentzündung in unterschiedlichem Ausmaß begleitet.

Hepatitis A

Die Infektion wird fäkal-oral übertragen. Sie ist in Deutschland eine typische Reiseerkrankung, vor der man sich mit einer aktiven Impfung schützen kann. Mitarbeiter von Kindertageseinrichtungen und Personen, die im Bereich der Kanalisation und Abwasserentsorgung arbeiten, gelten hier als gefährdete Berufsgruppen.

Infektionen während der Schwangerschaft sind für den Feten unproblematisch, jedoch hat sich eine höhere Rate an Komplikationen in Form von vorzeitigem Blasensprung, Plazentaablösung, vaginale Blutungen und Frühgeburt gezeigt. Bei einer Gefährdung sollte daher die passive und aktive Immunisierung erfolgen. Vertikale Transmissionen sind grundsätzlich möglich, bei einer peripartalen Infektion sollte die passive Immunprophylaxe beim Kind durchgeführt werden. Eine Transmission über die Muttermilch ist bislang nicht beschrieben. In Ländern mit hohem Hygienestandard hat diese Infektion keine wesentliche Bedeutung, kann aber besonders als Reiseinfektion eingeschleppt werden.

Hepatitis B

Diese Form kommt weltweit am häufigsten vor. Abhängig von der aktuellen Infektionssituation und der Virusreplikation kommt es peripartal zu einer vertikalen Transmission. Der häufigste Übertragungsweg ist jedoch über Sexualkontakte. Chronische Infektionen mit Schädigung der Leber und der möglichen Entwicklung eines Leberzellkarzinoms machen die besondere Gefährdung aus. Eine gute Prävention kann mit der Impfung erreicht werden. HBsAg als Hüllprotein und HBeAg als Kernprotein weisen die Ansteckungsfähigkeit bei einer Kontaktperson nach. Die Infektionsrate wird mit 70–90 % durch entsprechend positive Mütter angegeben. Im Rahmen der Schwangerschaftsvorsorge wird nach der 32. SSW die Bestimmung von HBsAg durchgeführt. Ist der Status noch nicht erhoben, z. B. bei einer Frühgeburt, oder der Befund nicht zeitnah zu erhalten, ist eine Immunprophylaxe beim Neugeborenen durchzuführen. Diese soll innerhalb von zwölf Stunden erfolgen. Dabei wird aktiv und passiv immunisiert. Wenn der Status nicht innerhalb von zwölf Stunden bekannt ist, soll auf jeden Fall mit der aktiven Impfung begonnen werden. Für den Fall, dass die Mutter dann positiv ist, kann die passive Immunisierung innerhalb von sieben Tagen nachgeholt werden. Die Gefährdung von Neugeborenen besteht darin, dass sich im überwiegenden Anteil die Verläufe zu einer chronischen Hepatitis mit einer ungünstigen Prognose entwickeln. Die Impfung schützt davor.

Hepatitis C

Eine Infektion mit Hepatitis C wird über Blut oder Blutprodukte erworben. Neben kontaminierten Blutprodukten ist ein häufiger Übertragungsweg die gemeinsame Nutzung von Spritzen bei Drogenkonsum. Ein möglicher Ansteckungsweg ist zudem Sexualkontakt. Eine Ansteckung ist dabei abhängig von der Häufigkeit von Sexualpraktiken und der Anzahl der Kontakte. Es wird zwischen akuter Infektion, bis vor sechs Monaten erworben, und chronischer Infektion, wenn die Infektion über sechs Monate besteht, unterschieden. Die chronische Infektion kann im weiteren Verlauf in eine Leberzirrhose und -karzinom übergehen. Eine gleichzeitige Infektion mit Hepatitis B erhöht dieses Risiko noch. Eine vertikale Transmission ist sehr selten. Stillen ist grundsätzlich möglich, die Mutter kann in dieser Zeit aber nicht therapiert werden. Die Brustwarzen dürfen dabei nicht entzündet oder verletzt sein. Sofern weitere Risiken vorliegen, wie Drogenabusus oder Infektion mit HIV, sollte vom Stillen abgeraten werden.

Hepatitis D

Diese Form der Hepatitis führt nur bei einer gleichzeitigen oder schon bestehenden Hepatitis B-Infektion zu einem entsprechenden Krankheitsbild. Die replizierte RNA ist auf das Hüllprotein HBsAg angewiesen. In der Regel ist die Infektion foudroyanter und geht in eine Leberzirrhose über. Übertragungswege sind ähnlich der Hepatitis B und bei Neugeborenen schützt die Impfung vor einer Erkrankung an Hepatitis B und auch vor der Variante D.

Hepatitis E

Wie die Hepatitis A wird die Hepatitis E fäkal-oral übertragen und ist in Ländern mit niedrigem Hygienestandard endemisch. Der Verlauf ist akut und kann zum Leberversagen führen. Schwangere sind davon besonders im 3. Trimenon gefährdet und die Mortalität steigt auch im Vergleich zur Gesamtpopulation deutlich an. Eine vertikale Transmission ist beschrieben, der Verlauf ist bei den Neugeborenen und Kleinkindern bis zwei Jahren mit einer erhöhten Mortalität gekennzeichnet. Eine spezifische Therapie steht nicht zur Verfügung, an einer Immunisierung wird derzeit geforscht. Die Prävention kann bislang nur durch gute hygienische Bedingungen gewährleistet werden.

HPV (humanes Papillomvirus)

Es sind mittlerweile mehr als 150 unterschiedliche Papillomviren bekannt. Diese befallen Schleimhaut und auch Epithelzellen und können in den infizierten Zellen unkontrolliertes Wachstum hervorrufen. Nicht alle dieser Veränderungen sind karzinogen und nur etwa 30 Typen befallen die Genitalregion. Es wird davon ausgegangen, dass HPV-Infektionen die häufigste übertragene Erkrankung bei sexuellen Kontakten ist. Neben dem Zervixkarzinom werden Karzinome am Penis, der Mundhöhle und des Anus mit HPV-Infektionen in Verbindung gebracht. Um die Krankheitslast insgesamt zu senken, gibt es eine Impfempfehlung für Mädchen seit 2009 in Deutschland und seit 2018 auch für Jungen. Der modernste Impfstoff ist gegen neun Typen gerichtet. Die Impfung soll vor den ersten sexuellen Kontakten durchgeführt werden.

Für die Geburtshilfe sind Condyloma acuminate und intraepitheliale Neoplasien im Bereich der Zervix von Bedeutung. Sind entsprechende Veränderungen während der Schwangerschaft festgestellt worden, kann ein primärer Kaiserschnitt in Abhängigkeit vom Lokalbefund notwendig werden. Aber selbst nach einer Sektio-Entbindung kann sich eine manifeste HPV-Erkrankung entwickeln. Diese entwickelt sich langsam zu einer rekurrierenden respiratorischen Papillomatose (RRP) und wird meist erst im Kleinkindalter mit einer zunehmend rauen und heiseren Stimme auffällig. Neben mikrochirurgischen Eingriffen, die endoskopisch durchgeführt werden, und Lasereingriffen gibt es bislang keine sicher etablierte Therapie. Ziel ist es, die Wucherungen zu reduzieren und weitergehende Eingriffe wie Tracheostoma zu vermeiden. Denn dabei können die Wucherungen weiter in die distale Luftröhre verschleppt werden.

> **Information**
>
> Für einen guten Schutz sind bislang die Impfquoten in Deutschland noch unzureichend. Etwa 45 % bei den 17-Jährigen haben einen kompletten Impfschutz (AG HPV der Ständigen Impfkommission (STIKO), 2018).

Enterovirus

Dieser Gruppe gehören eine große Zahl von Viren an, grundsätzlich werden auch Polioviren dazu gezählt. Während der Schwangerschaft spielen die Infektionen eine eher untergeordnete Rolle. Bestimmte Typen lösen aber schwere Neugeboreneninfektionen mit Hepatitis, Myokarditis, Pneumonie und Meningoenzephalitis aus. Disseminierte Infektionen lassen sich klinisch nicht von bakteriellen Septitiden unterscheiden. Chronische Verlaufsformen mit neuronaler Beteiligung können sich langsam entwickeln. Auch anhand von Laborparametern ist eine Abgrenzung zur bakteriellen Infektion häufig sehr schwierig. Klassische Krankheitsbilder, wie Hand-Fuß-Mund-Krankheit oder eine Herpangina, können klinisch erkannt werden. Die Infektionen hinterlassen meist eine lebenslange Immunität, eine spezifische Therapie ist in der Regel nicht möglich. Auf neonatologischen Stationen ist bei Erkrankung auf sorgfältige Hygiene und Barrieremaßnahmen zu achten. Häufig sind die Viren gegenüber einfachen Händedesinfektionsmitteln resistent. Der Umgang mit Stuhl sollte nur mit Einmalhandschuhen erfolgen.

HIV

Allen Schwangeren soll in der Frühschwangerschaft ein HIV-Test angeboten und möglichst auch durchgeführt werden. Ziel ist es, bis zum 2. Trimenon eine antiretrovirale Therapie (ART) zu etablieren und die nachgewiesene Anzahl der Kopien zu reduzieren. Davon abhängig ist die Art der Entbindung und die postpartale Transmissionsprophylaxe. Diese Frauen müssen in einem Zentrum und nach den Empfehlungen zur Entbindung behandelt werden. Eine ausführliche Darstellung dazu gibt es in der AWMF-Leitlinie »Deutsch-Österreichische Leitlinie zur HIV-Therapie in der Schwangerschaft und bei HIV-exponierten Neugeborenen« (Deutsche AIDS-Gesellschaft (DAIG) et al., 2020).

Zyto-/Cytomegalievirusinfektion (ZMV, CMV)

Bei einer CMV-Erstinfektion der Mutter kann es zu einer möglichen Schädigung des Neugeborenen kommen. Eine rekurrierende Infektion der Mutter verläuft meist asymptomatisch, auch ca. 90 % der Kinder mit konnataler CMV-Infektion sind bei Geburt asymptomatisch.

Von der Erkrankung sind nahezu alle Organe betroffen. Intrauterine Wachstumsverzögerung, Hepatosplenomegalie, Ikterus, Thrombozytopenie und Purpura, interstitielle Pneumonie und die Beteiligung des ZNS (Mikrozephalie, intrakranielle Verkalkungen, periventrikuläre Leukomalazie, Chorioretinitis) sind die besonders auffälligen Symptome. Im Verlauf einer Erkrankung kann sich auch eine Innenohrschwerhörigkeit entwickeln.

Die Diagnose kann pränatal mit einer PCR aus Blut, Liquor, Urin, Amnionflüssigkeit, Speichel oder Rachenabstrich, bronchoalveolären Lavage (BAL) oder in einem bioptischen Präparat bestätigt werden. Dabei ist nur das gleichzeitige Bestehen einer klinischen Symptomatik und der positive Virusnachweis für die Erkrankung beweisend. Die Viruslast kann im Blut bestimmt werden.

Häufig ist der erste Hinweis für eine Erkrankung die mütterliche Serokonversion (CMV-spezifisch IgM- und IgG-Ak) im ELISA (engl., enzyme-linked immunosorbent assay,

Methode zur Bestimmung spezifischer Antikörper) oder mittels indirekter Immunfluoreszenz. Die Mutter hat oft nur eine leichte Erkältungssymptomatik. Bei einem positiven Nachweis von CMV IgM ist bei der Mutter noch eine Aviditätsbestimmung durchzuführen, um Kreuzreaktionen von EBV- oder Parvovirusinfektionen auszuschließen. Die höchste Viruslast haben ein- bis zweijährige Kinder. Die Inkubationszeit beträgt etwa vier bis sechs Wochen, damit sind Infektionsketten nur schlecht nachzuvollziehen.

Postnatal

Die Isolierung des Erregers aus Urin oder Speichel mittels Zellkultur ist in der ersten bis zweiten Lebenswoche möglich. Weitere Möglichkeiten sind der Nachweis persistierender CMV-Ak der Klasse IgG und kindlicher CMV-Ak der Klasse IgM (nicht plazentagängig), der CMV-Genomnachweis mittels PCR oder DNA-Hybridisierung aus Blut oder Liquor oder auch ein Nachweis von sogenannten Eulenaugenzellen (CMV-infizierte Zellen) im Urin oder Bronchialsekret. Die Materialgewinnung von Urin ist in der Regel die einfachste Methode. Eine PCR aus Blut ist nicht zuverlässig.

Bei Müttern von frühgeborenen Kindern unter 32 SSW sollte ein IgG-Status erhoben werden, um die Übertragung mit infizierter Muttermilch auf das Kind zu vermeiden. Bei einem positiven Status sollte die Muttermilch vor der Gabe pasteurisiert werden. Dadurch kann eine Übertragung sicher verhindert werden. Diese Empfehlung ist weiterhin Gegenstand von kontroversen Diskussionen, wie auch die Behandlung mit Virostatika. Bei Frühgeborenen > 32 SSW und reifen Neugeborenen führt die laktogene Infektion häufig nur zu asymptomatischen Verläufen.

Therapie

Versuche mit einer Hyperimmunglobulingabe während der Schwangerschaft haben zwar das Risiko, während der Schwangerschaft an CMV zu erkranken, signifikant gesenkt, aber die Rate an konnatalen CMV-Infektionen nicht. Studien mit Valaciclovir während der Schwangerschaft sind noch nicht abgeschlossen. Eine Therapie mit Ganciclovir während der Schwangerschaft hat bislang nicht den gewünschten Effekt gezeigt. Aktive Impfungen sind bislang nicht zugelassen. Die bisher entwickelten Impfstoffe konnten die Raten nach konnatalen Infektionen nicht signifikant senken.

Eine antivirale Therapie nach Geburt mit Ganciclovir ist besonders bei schweren Verläufen erfolgversprechend. Es können wohl z. T. Hörstörungen verhindert und das neurologische Outcome beeinflusst werden. Dieses Medikament kann nur i. v. eingesetzt werden und muss über längere Zeit gegeben werden. Die Nutzung ist bei Kindern und Jugendlichen off label und muss entsprechend aufgeklärt werden. Für längere Therapiezyklen steht auch ein orales Medikament (Valganciclovir) zur Verfügung. Damit kann die Viruslast während der Behandlung gesenkt werden. Nebenwirkungen (vorübergehende Senkung der Thrombozytenzahlen und Erhöhung von Leberenzymwerten) und Therapiezulassung sind dem Ganciclovir ähnlich.

Prophylaxe

Das Risiko einer Serokonversion während der Schwangerschaft beträgt in Deutschland ca. 0,5 %. Die wichtigsten Überträger sind Kleinkinder mit der höchsten Viruslast, die meist asymptomatisch sind. Übertragungswege sind über Urin und Speichel möglich. In Berufsgruppen mit entsprechenden Kontakten sind CMV-seronegative Schwangere besonders gefährdet. Damit ist die arbeitsmedizinische Untersuchung des Antikörperstatus gerechtfertigt und bei negativem Status ein entsprechender Arbeitsplatz ohne Gefährdung zuzuweisen. Die Empfehlungen sind jedoch in den Bundesländern unterschiedlich festgelegt.

Grundsätzlich kann mit Einhaltung der Basishygiene die Ansteckung minimiert werden.

Infektionswege über Blut und Blutprodukte müssen bei nicht immunkompetenten Patienten beachtet werden. Bei Gabe von Muttermilch als Spendermilch ist zumindest bei extremer Frühgeburt diese Infektionsquelle zu beachten und entsprechend die Muttermilch zu pasteurisieren. Einfrieren schützt nicht vor Infektionen. Aber in diesen Punkten besteht derzeit noch viel Diskussions- und Forschungsbedarf.

4.3 Weitere Infektionen (Vibrionen, Plasmodien etc.)

Ektoparasiten

Glücklicherweise sind in Mitteleuropa wenig Vektorerkrankungen bekannt, die von heimischen blutsaugenden Insekten (Arthropoden) übertragen werden. Die Borreliose und FSME durch Zecken haben bereits Erwähnung gefunden. Durch die Klimaerwärmung kann sich aber die Verteilung von Spezies ändern und damit als mögliche Vektoren die Häufigkeit von Erkrankungen verändern. Neugeborene sind durch ihre eingeschränkte Mobilität ideale Opfer für blutsaugende Fluginsekten und damit prinzipiell für die Übertragung auch ausgesprochen empfänglich. Imprägnierte Moskitonetze können einen Schutz vor Stichen darstellen.

Stationäre Ektoparasiten wie Läuse, Flöhe und Skabies werden durch engen Kontakt zu Trägern übertragen. Besonders Skabies stellen ein relevantes Problem dar, da die Erkennung der Larvengänge in der Haut nicht immer einfach ist und bei einem Befall das gesamte familiäre Umfeld behandelt werden muss. Gleichzeitig müssen hygienische Maßnahmen für Kleidung und Bettwäsche durchgeführt werden. Für das Säuglingsalter sind nur wenige Medikamente für die Behandlung verfügbar. Die Anwendung und Überprüfung des Erfolgs sollen unter klinischen Bedingungen erfolgen.

Toxoplasmose

Das Protozoon *Toxoplasma gondii* ist eine weltweit vorkommende Zoonose, bei der der Mensch nur als Zwischenwirt fungiert (Krings et al., 2021). Hauptträger sind Katzen und katzenartige Raubtiere. Die Übertragung findet über Katzenkot, rohes Fleisch und weitere, nicht hitzebehandelte Fleischprodukte, besonders von Schwein, Lamm und Ziege, statt. Im Rahmen von Gartenarbeiten können Oozyten aufgenommen werden. Die Prophylaxe besteht daher in der Vermeidung von Infektionsquellen während einer Schwangerschaft, wenn die Serologie negativ ist. D. h. die Reinigung vom Katzenklo sollte nicht von Schwangeren durchgeführt und freiläufige Katzen sollten vermieden werden. Rohes Fleisch und Fleischprodukte sind tabu und eine sorgfältige Händehygiene nach Zubereitung von Fleisch sowie nach der Gartenarbeit sollte eingehalten werden.

Die Infektion selbst verläuft während der Schwangerschaft meist ohne Symptome oder aber mit nur wenigen unspezifischen Erkrankungszeichen, wie Lymphknotenschwellung und grippeähnlichen Symptomen. Für die Gefährdung des Kindes ist der Zeitpunkt der Infektion entscheidend. Im ersten Trimenon kommt es häufig zum Abort. Im 2. und 3. Trimenon nimmt die Wahrscheinlichkeit einer pränatalen Infektion mit Fortschreiten der Schwangerschaft zu, die Schwere der Erkrankung des Fötus jedoch ab. Klinsch lässt sich in vielen Fällen eine Chorioretinitis finden. Für die weiteren klassischen Zeichen eines Hydrozephalus und intrazerebraler Verkalkungen ist ein postenzephalitischer Schaden notwendig. Ist während der Schwangerschaft eine frisch aufgetretene Infektion nachgewiesen, sollte mit Sonographie nach Schädigungen gesucht werden. Bei schwerwiegenden Veränderungen in den frühen Wochen kann über den Abbruch der Schwangerschaft mit den Eltern diskutiert werden. Im weiteren Verlauf kann eine Therapie während der Schwangerschaft durchgeführt werden, die zur deutlichen Reduktion der Transmission der Protozoen beiträgt. Die Beeinträchtigungen können damit nachweislich reduziert werden. Frauen, bei denen vor der Schwangerschaft bereits IgG-Antikörper nachgewiesen werden, haben einen Immunschutz für ihr ungeborenes Kind. Der Nachweis von IgM-Antikörpern ist nicht der sichere Beweis für eine akute Infektion und bedarf einer raschen Abklärung, um eine notwendige Behandlung rasch zu induzieren.

Für infizierte Neugeborene gilt, dass neben einer ausführlichen Diagnostik (Hörtestung, Augenhintergrund, Labor im Blut und Liquor (Immunstatus, d. h. IgG und IgM), neurologische Entwicklung und Bildgebung [Sonographie, MRT]) eine antimikrobielle Behandlung im ersten Lebensjahr stattfinden soll. Ein vorzeitiges Ende der Therapie kann noch später zu einer Chorioretinitis führen. Ausführliche Informationen und Empfehlungen sind im Epidemiologischen Bulletin des RKI (2018) veröffentlicht worden (siehe auch RKI, 2022; Bundesinstitut für Risikobewertung (BfR), 2017).

4.4 Pilzinfektionen

Pilzinfektionen in der Scheide betreffen, auch ohne Schwangerschaft, gesunde und prämenopausale Frauen in etwa zu 20–25 %. Im letzten Trimenon nimmt die Häufigkeit auf etwa ein Drittel zu. Überwiegend ist die Besiedelung zur Candida albicans. Symptome dafür sind weißlicher Ausfluss in unterschiedlicher Konsistenz, Brennen, Gefühl des Wundseins und Dysurie (Bundeszentrale für gesundheitliche Aufklärung, 2022). Für einen sicheren Nachweis sollte eine Kultur angelegt und mit einer Behandlung begonnen werden. Imidazolderivate und Amphotericin B können während der Schwangerschaft lokal eingesetzt werden.

Veränderungen des pH-Wertes der Scheide während der Schwangerschaft können die Rate an Frühgeburten erhöhen. Eine Behandlung im ersten Trimenon kann die Anzahl der Frühgeburten reduzieren. Welche Konsequenz aus solchen Beobachtungen gezogen werden soll, ist jedoch noch nicht klar.

Bei einer vaginalen Geburt kann die Haut des Neugeborenen besiedelt werden, aber auch der Mund und weiter der Intestinaltrakt. Im Verlauf kommt es zu lokalen Pilzinfektionen in der Mundhöhle und der Anogenitalregion. Die meisten Infektionen werden in der zweiten bis vierten Lebenswoche sichtbar. Eine frühzeitige Behandlung schützt vor einer Candidämie und Candidasepsis. Noskominale Infektionen spielen besonders bei Frühgeborenen eine Rolle. Der frühzeitige Einsatz von Nystatin soll die Aufnahme von Hefepilzen über den Gastrointestinaltrakt vermeiden. Je unreifer die Kinder sind, umso größer ist das Risiko eine generalisierte Infektion zu bekommen, da dann häufig auch lokale Infektionen von Organen und damit auch dauerhafte Schäden einhergehen können.

Im weiteren Verlauf der Kindheit begünstigen Behandlungen mit Antibiotika oder Kortison sowie Dauernuckeln von gesüßten

Tees oder Milchnahrung die Entstehung eines Soors in der Mundhöhle. Dieser kann rasch das Intestinum passieren und zu einer Infektion des Ano-Genitalbereichs führen. Durch die erhöhte Feuchtigkeit im Windelbereich ist die Haut häufig erodiert. Folglich kann es durch die Wundbereiche dann zur Aufnahme der Hefen in die Blutbahn und zur Pilzsepsis führen. Auch hier gilt, dass bei nicht immunkompetenten Patienten antibiotische Therapien zu rasch schwerwiegenden generalisierten Candidainfektionen führen können. Die Prognose solcher Infektionen ist ungünstig. Eine frühzeitige Prophylaxe kann davor schützen.

5 Erkrankungen des zentralen und peripheren Nervensystems

5.1 Angeborene Fehlbildungen

Fehlbildungen (Malformationen) entstehen bei einer Störung der Organbildung:

- Disruptionen (exogen bedingte morphologische Defekte)
- Deformationen (mechanisch bedingte Verformungen)
- Dysplasien (Störungen der Gewebsdifferenzierung)

Folgende Tabelle gibt einen Überblick über die Entwicklung des zentralen Nervensystems in der Embryonal- und Fetalperiode.

Tab. 5.1: Zusammenfassung Entwicklung des zentralen Nervensystems in der Embryonal- und Fetalperiode (vgl. Stevenson et al., 2009; Langman, 1985)

Normale Entwicklung	Zeitraum	Fehlbildung
Neuralplatte	17.–21. Tag	Araphie, Amyelie
Neuralrohr	19.–26. Tag	Akranie, Anenzephalie
Schluss des Neuroporus anterior	26. Tag	Enzephalozele, Kranioschisis
Schluss des Neuroporus posterior	27.–28. Tag	Myelozelen, Rachischisis
Bildung des Prosenzephalon	29.–30. Tag	Holoprosenzephalie, Zyklopie
Bildung des Fünf-Bläschen-Stadiums	31.–32. Tag	Arrhinenzephalie
Bildung des Kleinhirnbläschens	33.–34. Tag	Kleinhirnaplasie oder -hypoplasie
Kleinhirnentwicklung	2.–5. Monat	Kleinhirndysgenesien
Bildung der Kommissurenplatte	2.–6. Monat	Balkenmangel
Dreischichtenbildung des Kortex	47. Tag	Agyrie, Pachygyrie
Erste Migrationswelle	3.–4. Monat	Mikropolgyrie
Zweite Migrationswelle	3.–4. Monat	
Bildung der Sechsschichtenrinde	Ende des 7. Monats	Differenzierungsstörungen

Die Häufigkeit nimmt mit der Schwere der Fehlbildung ab, d. h. schwerere Formen führen häufig zu einer vorzeitigen Beendigung der Schwangerschaft.

Bei der Suche nach Ursachen scheinen Umwelteinflüsse örtliche und zeitliche Häufungen zu erklären (Ernährung, Folsäuremangel, Vitamin-B-Komplexmangel, Strahlen, toxische Substanzen). Das genetische Wiederholungsrisiko bei Spina bifida beträgt 3–5 %.

Für das Vorliegen eines Defekts des Neuralrohrs und dessen Entwicklung gibt es Marker im pränatalen Ultraschall. Eine Anenzephalie sollte zu 100 %, Fehlbildungen im Bereich der Wirbelsäule sollten im 2. Trimenon zu 80–100 % erkannt werden. Veränderungen der Kopfform mit Verformungen des Großhirns (lemon sign) oder auch Veränderungen des Kleinhirns mit Verlagerungen der Kleinhirntonsille (Arnold Chiari Malformation, banana sign) sind gut darzustellen. Schwangere mit einem erhöhten Risiko für Fehlbildungen des ZNS sollten sich in einer spezialisierten Sprechstunde für Feindiagnostik im Ultraschall vorstellen. Dazu gehören Frauen, die schon ein Kind mit einer Fehlbildung (z. B. Spina bifida) entbunden haben oder die Antikonvulsiva (gilt besonders für Valproinsäure) einnehmen. Da ein Teil dieser Veränderungen auch auf chromosomale Störungen zurückzuführen sind, ist die weitere genetische Diagnostik den werdenden Eltern anzubieten.

Anenzephalie

Anenzephalie ist die schwerste Form eines Neuralrohrdefekts und entsteht vor dem 26. Schwangerschaftstag. Das Schädeldach ist nicht geschlossen und in unterschiedlicher Ausprägung fehlen Kopfhaut, Schädelknochen und die Hirnstrukturen. Bei Extremformen kann nur noch das Stammhirn vorhanden sein. In vielen Fällen ist auch die Hypophyse und damit die Funktion der Hirnanhangsdrüse beeinträchtigt. Kinder mit dieser Fehlbildung sind nicht lange lebensfähig. Eine Organentnahme bei diesen Kindern ist seit der Verabschiedung des Transplantationsgesetzes 1997 in Deutschland nicht gestattet.

Die Häufigkeit dieser Fehlbildung ist mit der regelmäßigen Gabe von Folsäure in der Frühschwangerschaft bzw. vor einer geplanten Schwangerschaft deutlich zurückgegangen. Pränatal weist die Erhöhung von α-Fetoprotein deutlich auf eine Veränderung des Neuralrohres hin. Eine bestätigende Diagnostik kann dann im Ultraschall erfolgen. Es gibt viele Hinweise auf exogene Faktoren (Chemotherapie, Strahlenbelastung, Quecksilber, Alkohol, Medikamenteneinnahme, Drogenabusus, verschiedene Infektionserkrankungen und Folsäuremangel) für die Entstehung der Fehlbildung. Eine genetische Ursache konnte bislang nicht gefunden werden. Daher ist das Wiederholungsrisiko gering.

Holoprosenzephalie

Dies ist eine Fehlbildung im Bereich des Vorderhirns und des Gesichts. Sie entsteht sehr früh in der Schwangerschaft, in der 3.–6. Embryonalwoche (5.–8. SSW). Die Häufigkeit wird dabei auf maximal 4/1.000 geschätzt. Da es in vielen Fällen wegen fehlender Lebensfähigkeit zum Frühabort kommt, ist die Zahl der tatsächlich geborenen Kinder deutlich niedriger. Die überlebenden Feten sind in etwa der Hälfte der Fälle mit chromosomalen Anomalien vergesellschaftet, darunter häufig Trisomien. Bei etwa weiteren 20 % findet man molekulargenetische Ursachen. Als mögliche Auslöser für diese Veränderungen werden Diabetes mellitus der Mutter und Cholesterinmangel angesehen. Sie können auch als Nebenwirkung von Retinolsäure (genutzt in der Behandlung von Akne) oder Ethanol auftreten. Virale Erkrankungen oder Toxoplasmose sind weitere Kofaktoren für die Entstehung dieser Veränderungen. Bei etwa 25 Syndromen ist die Holoprosenzephalie ein Teil des Krankheitsbilds.

Insgesamt sind unterschiedliche Ausprägungen zu sehen, die aber auf die gleiche Fehlbildung zurückzuführen sind. Die Ausprägung weist ein breites Spektrum auf:

klinisch unauffällige Mutationsträgerschaft, Lippen-Kiefer-Gaumen-Spalten in allen Ausprägungen, leichte Formen von Mikroglossie (z. B. mit nur einem zentralen Schneidezahn, Hypotelorismus/nah beieinander liegende Augen), Zyklopie (Anlage nur eines Auges), Arrhinenzephalie (fehlende Nasenanlage), Corpus-callosum-Agenesie und Agenesie der Hypophyse. Diese Fehlbildungen sind bei etwa neun von zehn Kindern mit weiteren Veränderungen vergesellschaftet (▶ Abb. 5.1; ▶ Abb. 5.2).

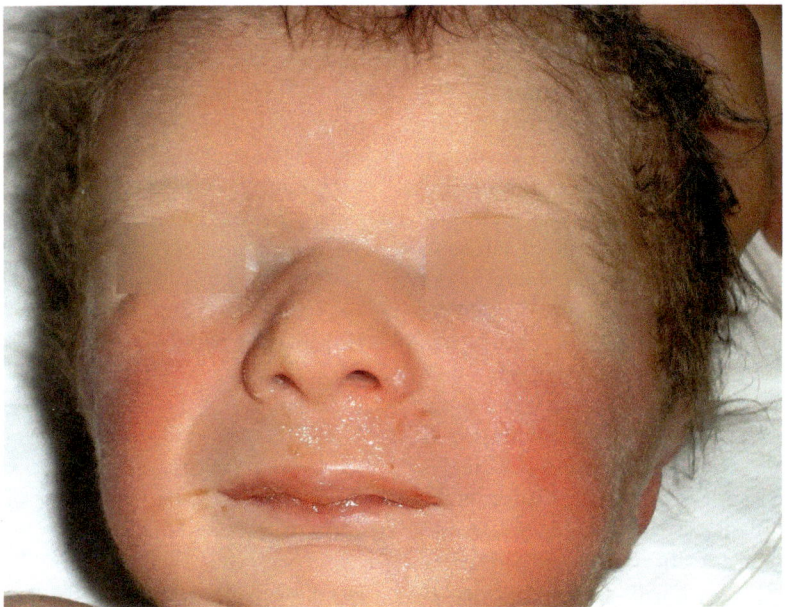

Abb. 5.1: eingefallene Nasenwurzel

Anomalien der Medianstrukturen des Gehirns

Das Corpus callosum (Balken) besteht aus etwa 200–250 Millionen Nervenfasern, die eine Verbindung zwischen beiden Großhirnhemisphären darstellen. Bei einer Hypo- oder Aplasie fehlt der Austausch und es können kognitive Störungen entstehen. Wenn andere Kommissuren (Verbindungen beider Hirnhälften) ausgebildet sind, kann das Diskonnektionssyndrom fehlen. Die Symptome können sein: zerebrale Anfälle, geistige Behinderung und zerebrale Bewegungsstörungen.

Fehlen des Cavum septi pellucidi, Cavum vergae

Diese Fehlbildung gehört ebenfalls noch mit zu den Medianstrukturen des Gehirns. Es handelt sich um einen durch durchscheinende Membranen getrennten Raum zwischen beiden Seitenventrikeln, bei Erwachsenen ist dies nur noch bei etwa 1 % darstellbar. Wenn diese Membranen fehlen, kommunizieren die beiden Seitenventrikel miteinander. Sicher krankhafte Folgen sind nicht bekannt.

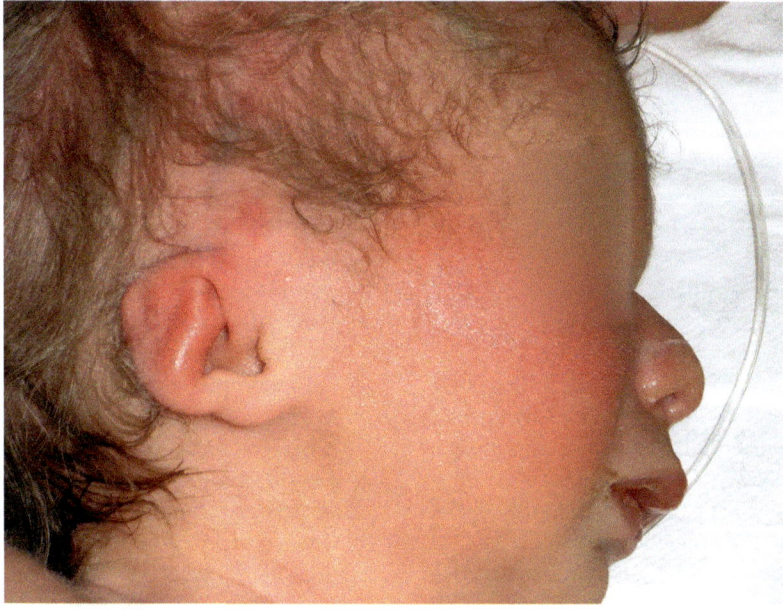

Abb. 5.2: gleiches Kind im Profil, zusätzlich auch Mikrootie

Neuronale Heterotypien

Durch den Nachweis mit einem MRT von grauer Substanz in atypischer Lage und Form, meist im Bereich der weißen Substanz, finden sich etliche chromosomale Störungen. Sie verursachen häufig epileptische Anfälle.

Störungen der Hirnrindenentwicklung

Diese Veränderungen finden sich im 3.–4. Schwangerschaftsmonat mit Fehlschaltung von Neuronen. Die Ausbildung der Furchung des Großhirns (Lissenzephalie) ist beeinträchtigt: Agyrie (fehlende Gyrie), Mikrogyrie (zu kleine Gyrie) oder Pachygyrie (verminderte und vergröberte Gyrierung) sind die Folge.

Störung der Massenentwicklung des Gehirns

Es handelt sich hierbei um eine umschriebene Destruktion der Hirnrinde (fokale kortikale Dysplasie, Schizenzaphlie), häufig mit Kommunikation mit dem Ventrikelsystem. Durch Kompensationsfähigkeit im frühen Alter geht dies nicht immer mit neurologischen Auffälligkeiten einher.

Hydrozephalus

Durch eine gestörte Liquorbildung oder Zirkulationsstörung erweitern sich die inneren und z. T. auch die äußeren Liquorräume. Benannt werden folgende Störungen:

- Hydrozephalus occlusus
- Hydrozephalus hypersecretorius
- Hydrozephalus non-(a-)resorptivus
- Hydrozephalus communicans

- Hydrozephalus internus
- Hydrozephalus externus

Eine Störung, die wegen dem Untergang von Hirngewebe entsteht, ist ein Hydrozephalus e vacuo. Diese geht meist nicht mit einem erhöhten Hirndruck einher und zeigt auch nicht die typische Klinik beim Säugling:

- rasches Wachstum des Kopfumfanges
- Fontanelle ist vorgewölbt
- Schädelvenen sind gestaut
- Sonnenuntergangsphänomen (Iris nicht komplett sichtbar, durch Abwärtsblick wird der obere Teil der Sklera sichtbar)
- Vorwölbung der Stirn
- vertikale Blickparese (seitliche Blickbewegungen sind eingeschränkt)
- Strabismus (durch ein Ungleichgewicht der Augenmuskeln kommt es zum Schielen, kommt häufig vor, statomotorische und geistige Entwicklung sind verzögert)
- Kind ist unruhig und schreit schrill
- bei akuten Druckschwankungen kann es auch zum Erbrechen kommen

Bevor es zur ausgeprägten Klinik mit akutem Hirndruck kommt, sollte eine Ableitung des Liquors erfolgen. In der Regel wird ein Katheter mit Ventil in einen Ventrikel eingelegt und durch eine Schlauchverbindung in die Peritonealhöhle abgeleitet.

Fehlbildungen von Strukturen der hinteren Schädelgrube

- *Kleinhirnhypoplasie*
  Das gesamte Kleinhirn oder einzelne Strukturen sind mangelhaft ausgebildet. Dabei sind unterschiedliche Formen beschrieben, die z. T. auch nur den Kleinhirnwurm (vermis cerebelli) betreffen. Für die Symptomatik mit entscheidend ist, ob die Veränderungen eine Progredienz zeigen und damit in der Regel viel schwieriger zu kompensieren sind. Als Auffälligkeiten stehen ataktische Symptome (Gleichgewichtsstörungen) im Vordergrund, diese können aber auch komplett fehlen. Im Entwicklungsalter zeigen sich auch Verzögerungen in der motorischen Entwicklung und der kognitiven Fähigkeiten in psychomotorischen Testverfahren. Dabei ist häufig die Sprachentwicklung beeinträchtigt. Dazu sind weitere Beeinträchtigungen möglich, wenn Begleitfehlbildungen mit vorliegen.
- *Dandy-Walker-Syndrom*
  Dieses Syndrom beschreibt einen Fehlbildungskomplex mit Fehlen der Kleinhirnwurms, einer Erweiterung der vierten Hirnkammer und damit einer Verdrängung des Tentoriums und der ihn aufliegenden Hirnstrukturen. Die betroffenen Kinder haben eine verzögerte motorische Entwicklung, muskuläre Hypotonie und eine Koordinationsstörung (Ataxie). Bei manchen kommt es auch zur Ausbildung eines Hydrozephalus. Auch hier können wieder kognitive Entwicklungsverzögerungen auftreten.
- *Arnold-Chiari-Anomalie*
  Es kommt zur Verlagerung des Kleinhirns oder nur von Anteilen in das Hinterhauptsloch mit unterschiedlich ausgeprägten neurologischen Erscheinungen. Dabei werden die Typen I–IV unterschieden, Typ II ist die häufigste Variante und die eigentliche Arnold-Chiari-Malformation (nach den Erstbeschreibern).
  Kompressionserscheinungen mit Hirnnervenläsionen und Funktionsausfällen sind möglich. Typ I tritt z. B. erst im Adoleszenten- bzw. jungen Erwachsenenalter auf. Eine Liquorableitung und Dekompression der hinteren Schädelgrube sind Therapiemöglichkeiten.
- *Joubert-Syndrom*
  Bei diesem Fehlbildungskomplex fehlt auch der vermis cerebelli (Kleinhirnwurm) und häufig sind Veränderungen am Auge (Netzhaut, Regenbogenhaut, Aderhaut und auch Sehnerv). Die Augenveränderungen findet man in unterschiedlichen Konstellationen. Die Symptome gleichen den schon be-

schriebenen Veränderungen bei Kleinhirnfehlbildungen, jedoch sind auch Veränderungen des Atemantriebs mit Tachypnoe, phasenweiser Hyperpnoe, aber auch Hypopnoe und Apnoen charakteristisch. Abhängig von den Veränderungen am Auge weisen viele Kinder einen Nystagmus (rhythmische Bewegungen des Augapfels) und Faszikulationen der Zunge auf. Die Ätiologie ist noch nicht geklärt, familiäre Häufungen kommen vor und auch weitere Fehlbildungen (Zystennieren, Meningoenzephalozelen) sind beschrieben. Die Beeinträchtigung der Gesamtentwicklung ist unterschiedlich ausgeprägt.

- *Enzephalozelen*
Hierbei handelt es sich um mediane Schädellücken mit unterschiedlichen Ausprägungen, lokalisiert von Nasenwurzel, Stirn, Schädeldach, Hinterhaupt bis zur Schädelbasis. Es ist eine Hemmmissbildung mit Vorwölbung von Hirnanteilen und einem Hirnhautsack zu beobachten. Nicht beteiligt sind die Hirnliquorräume oder die Ventrikelräume. Die Fehlbildung ist in der pränatalen Diagnostik zu identifizieren. Postnatal ist eine dreidimensionale Darstellung des knöchernen Defekts erforderlich, dazu wird in der Regel eine Kernspintomographie durchgeführt. Der Defekt wird operativ verschlossen mit großer Dringlichkeit bei bestehenden Liquorfisteln, Hirnanteile werden entweder reponiert oder fehlgebildetes Gewebe wird abgetragen. Meist verbessert die Operation keine neurologischen Defekte.

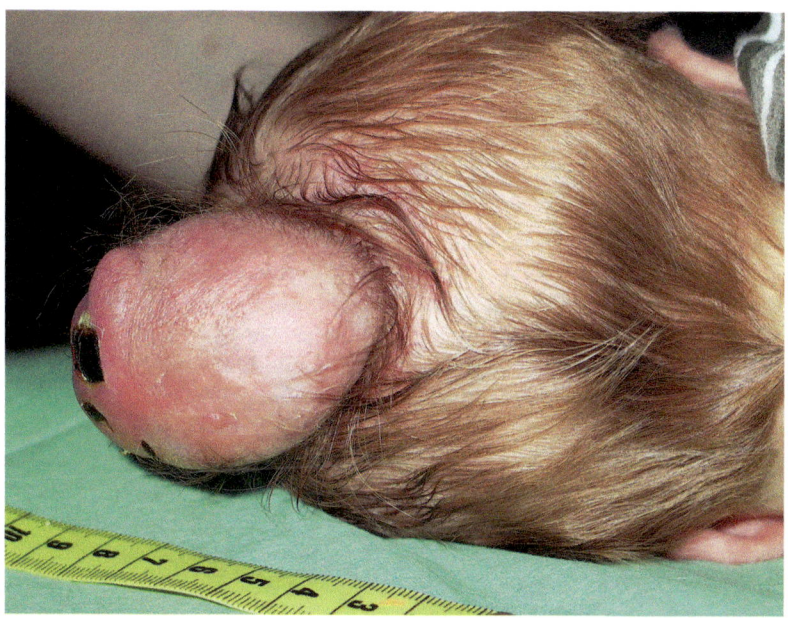

Abb. 5.3: Enzephalozele

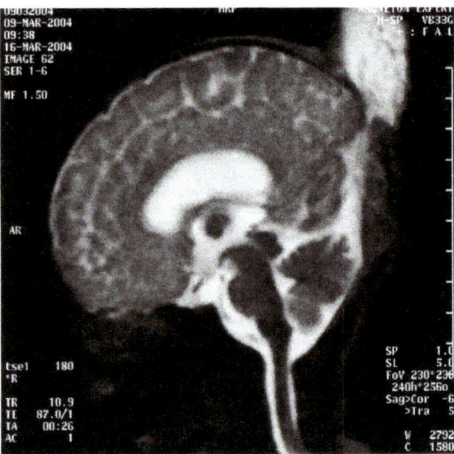

Abb. 5.4: Enzephalozele (sagitale Schnittebene MRT)

- Eine Myelozele ist fast immer mit einer Querschnittssymptomatik verbunden (Folgen: Mastdarm- und Blasenfunktionsstörungen, Harntraktinfektionen wegen Transport-und Entleerungsstörungen); reine Meningozelen dagegen können neurologisch symptomlos bleiben. Patienten mit einer offenen Meningomyelozele haben häufig einen Hydrozephalus durch Entwicklung eines Arnold-Chiari-Syndroms. Ferner (sekundär) können Gelenkkontrakturen, Klumpfüße, Hüftgelenksluxationen und Skoliose auftreten. Bei der Raschisis sind auch motorische und sensorische Ausfälle zu sehen. Häufig ist sie auch mit einer Anenzephalie vergesellschaftet und somit nicht mit dem Leben vereinbar.

- *Spina bifida*
  - Häufigkeiten: lumbosakral 50 %, lumbal 20 %, thorakolumbal 20 %, sakrokokzygeal 9–10 %, zervikothorakal 1 %
  - Diagnostik: Pränatale Sonographie (z. T. ab 15. SSW erkennbar), α-Fetoprotein im Fruchtwasser bzw. im Serum der Mutter und Acetylcholin im Fruchtwasser sind erhöht. Es lassen sich nach den Strukturen unterscheiden: Raschisis (Wirbelbögen nicht ausgebildet, offener Rücken, freiliegendes Nervengewebe), Meningomyelozele (Wirbelbögen nicht ausgebildet, Arachnoidea erhalten, Dura unterbrochen, Myelon im Bruchsack, in unterschiedlichster Form häufig gedeckt), Meningozele (Wirbelbögen nicht ausgebildet, Arachnoidea erhalten, vorgewölbt mit Liquor, Dura unterbrochen, Myelon im Wirbelkanal gelegen, häutig gedeckt) und Spina bifida occulta (Wirbelbögen nicht ausgebildet, alle weiteren Strukturen sind erhalten).

Globale Auffälligkeiten

- *Mikrozephalie*
  definiert bei einem Kopfumfang < 3. Perzentile, meist bedingt durch ein Missverhältnis zwischen Hirn- und Gesichtsschädel durch genetisch bedingte Störungen, Chromosomenanomalien und exogene Einflüsse. Folgen sind geistige Behinderung, Bewegungsstörungen und auch zerebrale Anfälle kommen vor (▶ Abb. 5.5).
- *Makrozephalie*
  definiert als Kopfumfang über der 97. Perzentile, häufig durch Genmutationen verursacht, tritt auch im Rahmen vieler Syndrome auf. Kann völlig symptomlos und auch bei großen Kindern familiär bedingt sein.
  Wichtige Differentialdiagnosen: Hydrozephalus, Subduralerguss, Tumor, Speichererkrankung

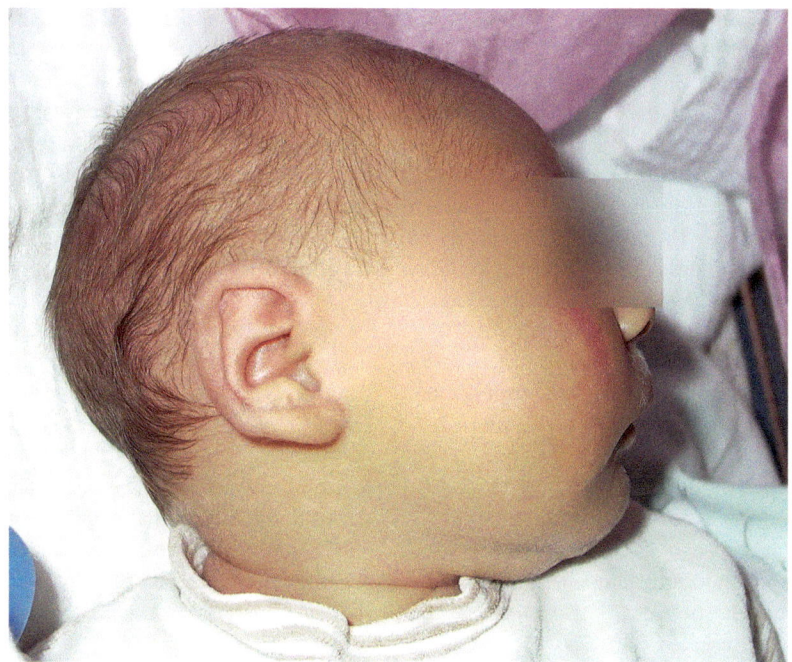

Abb. 5.5: Mikrozephalus

5.2 Schädigungen in der peripartalen und neonatalen Periode

5.2.1 Blutungen

IVH (intraventrikuläre Hämorrhagie)

IVH sind Einblutungen in das subependymale Keimlager bei noch sehr unreifen Frühgeborenen. Sie werden nach sonographischen Kriterien in die Schweregrade I–III eingeteilt. In älterer Literatur findet sich auch noch Grad IV, der einer venösen Infarzierung periventrikulär entspricht und in der neuen Nomenklatur mit (+) gekennzeichnet wird. Die Blutungen entstehen in einem Bereich der Seitenventrikel, der stark durchblutet und mit vielen Gefäßen ausgestattet ist, da dort bis zur 30. Schwangerschaftswoche noch die Migration von Neuronen in den Kortex stattfindet. Die Autoregulation ist bei Frühgeborenen schon vorhanden, jedoch noch sehr eingeschränkt. Daher sind viele Prozesse, die zu einem schwankenden Blutdruck und Sauerstoffsättigung führen, für Hirnblutungen verantwortlich. Viele Verfahren und Techniken in der modernen Neonatologie haben auch das Ziel, die Rate von Hirnblutungen zu senken. Wenig zu beeinflussen sind peripartale oder frühe Infektionen, die extreme Frühgeburt, niedrige AP-GAR- Werte nach einer Minute, die Notwendigkeit, sub partu Tokolyse einzusetzen, und wenn pränatal keine pathologischen Dopplerwerte gefunden wurden. Diese Risiken beschreiben Situationen, die bislang nur bedingt beeinflussbar sind. Postnatal kann Rücksicht auf Infusion, Beatmungstechniken, Pflegeprozesse und Umgebungsfaktoren genommen werden, so dass gezielt das Risiko gesenkt werden kann. Blutungen, die mit Grad I oder II bezeichnet werden, haben meist keine Auswirkungen auf das neurologische Outcome dieser Kinder. In etwa 10–15 % werden nach einem Jahr Auffälligkeiten entdeckt. Bei Blutungen III. Grads oder mit hämorrhagischer Infarzierung des Hirngewebes sind sowohl motorische wie auch mentale Defizite zu erwarten. Eine genaue Prognose zum Zeitpunkt der Diagnose ist jedoch nicht möglich.

PVL (periventrikuläre Leukomalazie)

Bei dieser Veränderung handelt es sich um die Infarzierung von periventrikulärem Gewebe, das von der arteriellen Blutversorgung beeinträchtigt war. Auch hier ist das Ausmaß der Schädigung für den weiteren Verlauf entscheidend. Im Ultraschall zeigt sich zunächst eine Zunahme der Echogenität (die Strukturen im Bild werden heller) und dann der Umbau des Gewebes in Zysten, die dann häufig Anschluss an das Ventrikelsystem bekommen. Sofern tatsächlich Gewebe zugrunde gegangen ist, ist die Prognose ungünstig. Viele Leitungsbahnen können dabei geschädigt worden sein und es entstehen meist motorische Ausfälle. Wenn lediglich eine Seite betroffen ist, sind auch Kinder mit normaler neurologischer Entwicklung beschrieben.

5.2.2 Geburtsverletzungen

Caput succedaneum

Durch Druck und Stauung von Lymph- und Blutgefäßen entsteht am vorangehenden Kindsteil eine teigige Schwellung, häufig auch mit petechialen Einblutungen in die Haut. Die Schwellung überschreitet Knochengrenzen und auch die Mittellinie. Diese Verletzung entsteht häufig über dem Os parietale und bei der 1. Hinterhauptslage, besonders rechts. Die Schwellung bildet sich innerhalb von Stunden bis wenigen Tagen nach der Geburt vollständig zurück. Es ist keine Behandlung notwendig.

Kephalhämatom

Durch Scherkräfte, die tangential auf Periost und Knochen einwirken, kommt es zu Ablösung des Periosts und Einblutung in den entstandenen Zwischenraum durch Verletzung von kleinen Blutgefäßen. Die Schwellung ist zunächst etwas teigig, wie beim Caput succedaneum, im Verlauf dann prall elastisch. Der Schädelknochen kann auch mit kleinen Fissuren (unvollständige Frakturen) verletzt sein. Als differentialdiagnostisches Kriterium gilt: Die Schwellung ist immer durch die Schädelnähte begrenzt, meist nur einseitig. Die Verletzung tritt bei etwa 0,5–3 % aller Neugeborenen auf. Es ist keine Behandlung erforderlich, jedoch sind die Rückbildungsprozesse häufig langwierig, da zunächst eine Periostreaktion mit Kallusbildung am Rand entsteht.

Komplikationen:

- Kann transfusionspflichtig werden, je nach Ausdehnung
- Macht häufig einen therapiepflichtigen Ikterus
- Akuter Blutungsschock (sehr selten)
- Früher durchgeführte Punktionen haben oft zu sekundären Infektionen geführt und sind heute obsolet.

Subaponeurotische Blutung

Es handelt sich hierbei um eine schwappende, fluktuierende, großflächige Schwellung über dem ganzen Schädel, die die Schädelnahtgrenzen überschreitet, ggf. tritt eine großflächige Blutung bis zum Stirnbereich mit hypovolämischem Schock auf, mit ggf. zusätzlicher oberflächlicherer Blutansammlung subkutan, insbesondere nuchal. Die Mortalität liegt bei 12–14 %.

- *Notwendige Diagnostik:* Sonographie von Kopfweichteilen, Kalotte und Gehirn. Bei ausgedehntem Befund oder neurologischen Auffälligkeiten: MRT (zur genauen Lokalisierung der Leckage und Ausschluss/Detektion einer Epiduralblutung oder einer Impressionsfraktur) oder Notfall-CT (wegen Strahlenbelastung nur in Ausnahmefällen), Labor: PTT, Quick, INR, Thrombozyten, Bilirubin, Hb, ggf. auch Vitamin K
- *Therapie und Überwachung:* Wegen der hohen Mortalität ist eine kontinuierliche Überwachung erforderlich. Gleichzeitig sollte der Kopfumfang engmaschig kontrolliert werden und regelmäßige Kontrollen des Hb erfolgen. Eine Volumensubstitution muss frühzeitig und ausreichend begonnen werden und auch die Gabe von Gerinnungsfaktoren (fresh frozen plasma) umfassen, um ein Fortschreiten der Blutung zu stoppen. Die Vitamin-K-Gabe sollte ausreichend und zeitnah erfolgen. Häufig entsteht ein therapiepflichtiger Ikterus und nur in seltenen Fällen ist die chirurgische Intervention zur Hämatomausräumung erforderlich.

> **Merke**
>
> Die Veränderungen sind nicht mit einem Kephalhämatom oder Caput succedaneum zu vergleichen, sondern deutlich ausgeprägter. Der Blutverlust kann einen hypovolämischen Schock verursachen und ist lebensbedrohlich. Die Mortalität liegt bei 12–14 %.

Impressionsfrakturen

Impressionsfrakturen des Schädels sind selten. Meist resultieren sie aus unterstützten Entbindungen, bei der eine Geburtszange verwendet wurde, oder aus der Positionierung des Kopfes gegen einen knöchernen Vorsprung (d. h. auch bei Spontangeburten können solche Frakturen auftreten). Kinder mit Impressionsfrakturen oder anderen Schädeltraumen können zusätzlich auch eine Subduralblutung, eine Subarachnoidalblutung (intrakraniale Blutung) sowie eine Kontusion (Prellung) oder Lazeration (Einriss) des Gehirns selbst haben.

Impressionsfrakturen verursachen eine palpierbare (und manchmal sichtbare) Stufendeformität, die von der fühlbaren, durch das abgehobene Periost beim Kephalhämatom entstehenden, Kante abgegrenzt werden muss. Sonographisch lässt sich eine Fraktur gut darstellen, ein MRT wird zur Bestätigung der Diagnose und zum Ausschluss von Komplikationen (z. B. intrakranielle Blutungen) gemacht. Es kann eine neurochirurgische Anhebung des Knochens erforderlich werden.

Verletzung peripherer Nerven

- *Fazialisparese (N. VII), 1–2 ‰ aller Neugeborenen*
  Wenn Druck auf den Gesichtsnerv, z. B. mit einer Geburtszange, ausgeübt wird oder dadurch entsteht, dass der Kopf des Fötus gegen das Becken der Mutter gedrückt wird, kann dies auf einer Gesichtshälfte zu einer Muskelschwäche führen. Die Verletzung gilt als nachgewiesen, wenn das betroffene Neugeborene schreit und sein Gesicht asymmetrisch aussieht. Eine Behandlung hierfür ist nicht erforderlich, die Muskelschwäche bildet sich in 90 % der Fälle innerhalb von zwei bis drei Monaten zurück. Auffällig ist dabei ein »schiefes Gesicht«, beim Schreien verzieht sich der Mundwinkel auf die kontralaterale Seite, in Ruhe sind eher ein hängender Mundwinkel ipsilateral und sowie eine verstrichene nasolabiale Falte zu beobachten. Dazu kommt ein fehlender oder unvollständiger Lidschluss.

Differentialdiagnosen: Asymmetrisches Gesicht infolge angeborener Hypoplasie/Agenesie des M. depressor anguli oris oder anderer Fehlbildungen, die häufig nur bei entsprechender Mimik auffallen. Bei unvollständigem Lidschluss des Auges sollte ein Schutz vor Austrocknung des Auges erfolgen mit:
- Dexpanthenol-Augensalbe
- Tränenersatzmittel
- Uhrglasverband in der Nacht

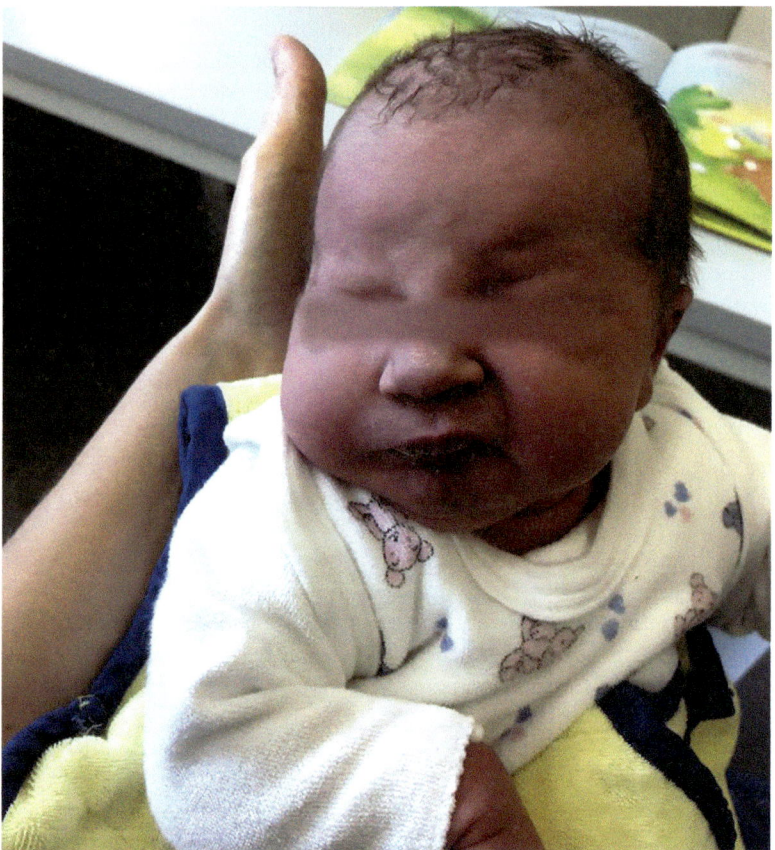

Abb. 5.6: Fazialisparese, Aufnahme bei der U2 nach Spontangeburt; hat sich im Verlauf spontan erholt

- *Geburtstraumatische Lähmung des Plexus brachialis*
  Dabei kommt es zu einer passageren oder permanenten Plexus-brachialis-Parese infolge einer Zerrung oder Verletzung von Nervenfasern unter der Geburt. Die Verletzung tritt bei etwa 0,5–2 von 1.000 Geburten auf. Unter der Geburt findet eine Zerrung von Nervenfasern (Neuropraxie) statt und damit bildet sich dann ein Ödem/Hämatom in der Nervenscheide. Dies führt zu einer Schädigung der Reizleitung und damit zu einem passageren Funktionsausfall der betroffenen Nervenfasern. Bei ausgeprägteren Schädigungen ist es zu einer Disruption des gesamten Plexusbündels gekommen.
  Differentialdiagnostisch ist an eine Fraktur der langen Röhrenknochen, z. B. des Humerus oder akute Osteoepiphysenlösung

des Humeruskopfes, zu denken. Beides lässt sich mit Sonographie oder im Röntgen verifizieren. Die Entstehung der Veränderungen sind mit folgenden geburtshilflichen Komplikationen vergesellschaftet:
- Prolongierte Geburt
- Schulterdystokie
- Abnorme Kindslage
- Makrosomie
- Fetale Auffälligkeiten mit niedrigen APGAR-Werten

Klinisch lassen sich eine obere und untere Plexuslähmung unterscheiden. Für die Prognose ist die Unterscheidung zwischen Zerrung der Nervenfasern und Zerreißung bzw. Ausriss im Zervikalmark entscheidend. Die Prognose bei Zerrung lautet:
- Spontane Rückbildung innerhalb einiger Monate (meist Restitutio ad integrum)

Bei Zerreißung von Nervenfasern oder Ausriss im Zervikalmark:
- Keine Spontanheilung, nach operativer Versorgung Prognose in Abhängigkeit vom Schweregrad der Schädigung
- Etwa 10 % Defektheilung
- Das Vorliegen eines Horner-Syndroms (Beschreibung bei den Plexuslähmungen) gilt als prognostisch ungünstiger Faktor für den Gesamtverlauf.

Die Plexuslähmungen lassen sich in eine obere und untere unterteilen:
- *Obere Plexuslähmung (Erb-Duchenne):* Es kommt dabei zur Zerrung oder Verletzung von Nervenfasern der Segmente C5 und C6 unter der Geburt mit passagerer oder permanenter Parese der betroffenen Muskeln Diese Verletzungen machen 80 % der geburtstraumatischen Plexusschäden aus. Klinisch zeigen sich folgende Phänomene:
  - Asymmetrie von Moro-Reflex und Spontanmotorik mit Hypomotorik des betroffenen Arms
  - Herabhängender, schlaffer Arm in Adduktion und Innenrotation
  - Pronationshaltung der Hand
  - Fehlender Bizepssehnen- und Radiusperiostreflex ipsilateral
  - Motorik der Hand und Greifreflex unauffällig
  - Bei Beteiligung von N. phrenicus (C4): zusätzlich Zwerchfellparese
  - Bei gleichzeitiger Schädigung der zervikalen Sympathikusfasern kann ein Horner-Syndrom ipsilateral beschrieben werden mit Ptosis (hängendes Augenlid), Miosis (Pupillenverengung) und Enophthalmus (klinisch Pseudoenophthalmus: scheinbare Rückverlagerung der Augenstrukturen durch das hängende Augenlid)

Bei zusätzlicher Nervenverletzungen des Zwerchfells sind noch folgende Symptome sichtbar:
- Die meisten Nervenverletzungen des Zwerchfells (etwa 75 %) sind mit Verletzungen des Plexus brachialis assoziiert. Die Verletzung ist meist einseitig und wird durch eine Traktionsverletzung des Kopfes und des Halses verursacht. Die Säuglinge haben Atemnot und verminderte Atemgeräusche auf der betroffenen Seite. Die reduzierte Bewegung lässt sich sonographisch nachweisen, im Röntgenbild findet sich ein Hochstand des Zwerchfells auf der betroffenen Seite. Die Behandlung ist unterstützend und erfordert in der Regel kontinuierlichen positiven Atemwegsdruck oder mechanische Belüftung. Etwa ein Drittel der Säuglinge erholt sich innerhalb des ersten Lebensmonats spontan. Säuglinge, die sich nicht erholen, benötigen eventuell eine chirurgische Raffung des Zwerchfells oder aber die Implantation eines Schrittmachers, einer elektrischen Stimulation des Zwerchfells, das wiederum intakte Strukturen der motorischen Endplatten voraussetzt.
- *Untere Plexuslähmung (Klumpke):* Hierbei kommt es zur Zerrung oder Verlet-

zung von Nervenfasern der Segmente C7, C8 und Th1 unter der Geburt mit passagerer oder permanenter Parese der betroffenen Muskeln, meist in Kombination mit oberer Plexuslähmung, isoliert sehr selten. Zu den Veränderungen der oberen Plexuslähmung kommen noch die Parese (Lähmung) der kleinen Handmuskeln und Beuger im Handgelenk (klinisch zeigt sich eine Pfötchenstellung, bei der die Fingerkuppen nebeneinander liegen).
– Der Greifreflex kann ipsilateral nicht ausgelöst werden, bei jedoch unauffälligem Bizepssehnenreflex.
– Bei gleichzeitiger Schädigung der zervikalen Sympathikusfasern findet man ebenfalls ein Horner-Syndrom ipsilateral mit Ptosis, Miosis und Enophthalmus.

- *Rückenmarkverletzungen*
Verletzungen des Rückenmarks kommen nur sehr selten vor und beinhalten unterschiedliche Schweregrade der Durchtrennung oder Schädigung des Rückenmarkes, oft einhergehend mit einer Blutung. Eine komplette Durchtrennung des Rückenmarks ist eine Rarität. Ein entsprechendes Trauma kann sich im Rahmen von Entbindungen aus Steißlage durch eine exzessive longitudinale Zugbelastung auf das Rückenmark ereignen. Ebenso kann es Folge einer Nabelschnurkompression aufgrund einer epiduralen Blutung oder einer Hyperextension des fetalen Halses in utero (»flying fetus«) sein. Schädigend ist hier die Durchblutungsstörung für das Rückenmark. Die Verletzung betrifft häufig die untere Halsregion (C5–C7). Bei höherliegenden Schädigungen kommt es aufgrund der vollständigen Atemdepression in der Regel zum Tod. Manchmal ist bei der Geburt ein Klicken oder Schnappgeräusch zu hören. Initial kommt es zu einem spinalen Schock mit schlaffer Lähmung unterhalb des Niveaus der Verletzung. Sofern nur eine *commotio cordis* vorliegt, führt die Verletzung nur zu einer vorübergehenden Reflexminderung und Sensibilitätsausfall ohne Lähmungserscheinungen. Schwerwiegendere Verletzungen sind die *contusio cordis* und komplette Zerreißung des Rückenmarks. Üblicherweise findet sich unterhalb der Läsion eine ungleichmäßige Sensibilitätsminderung oder Bewegungseinschränkung, innerhalb von Tagen oder Wochen entwickelt sich dann eine Spastik. Es kommt zur Zwerchfellatmung, da der *nervus phrenicus* oberhalb (bei C3–C5) der typischen Lokalisation für eine Rückenmarkschädigung austritt und somit intakt bleibt. Im Fall einer kompletten Läsion des Rückenmarks entsteht eine Lähmung der Interkostal- und Abdominalmuskeln, sodass sich die bewusste Kontrolle des Anal- und Blasensphinkters nicht entwickeln kann. Die Sensibilität und die Fähigkeit zu schwitzen sind unterhalb des betroffenen Segments verloren, was zu Schwankungen der Körpertemperatur bei wechselnden Umgebungsbedingungen führt.

Durch eine Magnetresonanztomographie (MRT) des Rückenmarks können die Läsionen dargestellt und chirurgisch korrigierbare Ursachen für entsprechende Symptome, wie z. B. kongenitale Tumore oder Hämatome, die Druck auf das Rückenmark ausüben, ausgeschlossen werden. Dies gilt nicht für die *commotio cordis*. Dort findet sich in der MRT-Untersuchung kein entsprechendes Korrelat. Bei einer Liquorpunktion ist der Liquor meistens blutig.

Bei entsprechender Behandlung überleben die meisten Säuglinge trotz der gravierenden Schädigung viele Jahre. Dem Leben wird durch wiederkehrende Pneumonien und eine fortschreitende Verschlechterung der Nierenfunktion häufig ein Ende gesetzt. Die Behandlung besteht in der pflegerischen Versorgung zur Verhinderung von Ulzerationen der Haut, in konsequenter Behandlung von Harn- und Atemwegsinfektionen sowie regelmäßigen Untersuchungen auf obstruktive Nierenkrankheiten.

5.2.3 Durchblutungsstörungen

Schlaganfälle (venöse Blutleiter – Sinusvenenthrombose)

Die Ursachen sind vielfältig und häufig sind auch plazentare Veränderungen noch vor der Geburt als Grund zu finden. Im Einzelnen können es sein: Entzündungen in der Gebärmutter, des Fruchtwassers und/oder der Plazenta (Chorioamnionitis), eine Präklampsie, schwere Infektionen sowohl bei Mutter wie auch beim Kind als Sepsis oder Hirnhautentzündung (Meningitis), erhöhtes Thrombose-Risiko bei der Mutter, Zuckerkrankheit der Mutter (Diabetes mellitus), wegen Veränderungen in der Plazenta und Polyglobulie (zu viele rote Blutkörperchen) beim Neugeborenen, komplizierte Geburt, Flüssigkeitsmangel des Neugeborenen (Dehydratation), Notwendigkeit einer künstlichen Beatmung des Neugeborenen und maschinelle Beatmung bei schweren Lungenkrankheiten des Neugeborenen (z. B. extrakorporale Membranoxygenierung, ECMO). In Einzelfällen können auch angeborene Herzfehler Thrombosen verursachen, diese sind aber besonders bei älteren Kindern ursächlich.

Bei Neugeborenen finden sich als Symptome Krampfanfälle, schlappe Muskulatur, vorgewölbte Fontanelle sowie eine rasche Veränderung der Bewusstseinslage, da sich starke Erregbarkeit mit deutlich vermehrter Schläfrigkeit abwechseln können.

Die Diagnose kann im Ultraschall oder im MRT gestellt werden, wenn sich ein Gerinnsel und ein Abflusshindernis darstellen. Für eine Behandlung ist es wichtig, die Grunderkrankung zu erkennen und diese zunächst zu behandeln. Bei Säuglingen ohne zusätzliche Blutung ist eine Behandlung zur Auflösung des Gerinnsels möglich. Bei Blutungen ist dies nur bei stabilen Verhältnissen sinnvoll. Bei ausgeprägten Blutungen ist auch eine operative Entfernung, je nach Befund, indiziert. Die Prognose ist vom Ausmaß und Zeitpunkt der Diagnose abhängig. Für eine günstige Entwicklung ist im Verlauf eine gezielte Förderung notwendig.

Arterielle Durchblutungsstörungen

Die Symptomatik gleicht der einer venösen Störung, da es letztendlich, wie auch bei den Blutungen, zu einer Ischämie (Gewebsminderversorgung) kommt und abhängig von der Dauer dann auch zu einem Untergang des Gewebes (Nekrose). Arterielle Störungen können ab der 20. SSW auftreten, zumindest sind ab diesem Zeitpunkt solche Veränderungen beschrieben. Ursachen sind denen der venösen Thrombose gleich. Auch bei diesem Krankheitsbild sind Krampfanfälle, schlaffe Muskulatur und Wesensveränderungen die wichtigen Alarmzeichen. Bei pränatalen Störungen kann es sein, dass die Symptomatik erst mit Beginn der eigenen gerichteten Bewegungen, z. B. Krabbeln, auffällt. Die Diagnostik entspricht dem Vorgehen bei venösen Störungen. Therapeutisch werden besonders die zugrundeliegenden Erkrankungen behandelt. Die Anlage für Gerinnungsstörungen sollte auch im Verlauf untersucht werden, da zum Zeitpunkt der Geburt noch nicht das gesamte Gerinnungssystem ausgebildet ist.

5.3 Infektionen

Grundsätzlich können sich Infektionen auch im Zentralnervensystem absiedeln und damit schwere Verläufe mit Defektheilung hervorrufen. Dies sollte rechtzeitig erkannt, mit Liquorpunktion nachgewiesen und dann mit einer liquorgängigen Behandlung bekämpft werden. Bakterielle Erreger werden im weiteren Lebensverlauf z. T. durch Impfungen bekämpft und sind in den letzten Jahren deutlich zurückgegangen. Hinweise auf Erreger sind im Kapitel über Infektionen aufgeführt (▶ Kap. 4).

Virale Infektionen sind nur im Einzelfall behandelbar. Dazu gehören Herpesinfektionen und Zytomegalie. Der Einsatz von Virostatika ist noch kontrovers, da bei einigen Präparaten noch keine sicheren Langzeitdaten vorliegen. Die Beschreibung von Infektionsverläufen sind bei den jeweiligen Erregern zu finden (▶ Kap. 4).

5.4 Chronische Erkrankungen

Neurofibromatose

Es handelt sich bei der Erkrankung um ein autosomal dominantes Leiden, das zu den Phakomatosen (neuroektodermale und mesenchymale Dysplasien) gehört. Genetisch und klinisch lassen sich drei Formen unterscheiden: Typ I, II und die Schwannomatose.
Typ I ist die häufigste Form und zu etwa 50 % eine Neumutation. Die genetische Ursache ist auf dem Chromosom 17 lokalisiert. Das kodierte Protein Neurofibromin greift in eine Signalreduktion ein und kann im Fall des Mangels nicht die Entstehung von Neoplasien unterdrücken. Die typischen Neurofibrome entstehen meist während der Pubertät. Sie können verdrängend wachsen und lebensbedrohlich sein. Zu Diagnose gehören aber noch weitere Symptome: Café-au-lait-Flecken: Diese können seit der Geburt vorhanden sein und werden häufig während der Pubertät größer. Sie können aber auch die einzige Manifestation der Erkrankung sein. Für die Diagnose sind noch weitere Kriterien erforderlich: Lisch-Knoten: pigmentierte Hamartome in der Iris. Diese gutartigen Gewebsveränderungen haben in der Regel keine Auswirkungen auf den Patienten, sind jedoch ein wichtiges Kriterium für die Diagnose. Schon früh lassen sich außerdem noch eine Keilbeinflügeldysplasie oder Verkrümmungen der langen Röhrenknochen finden. Maligne Entartungen der Neurofibrome und multiple endokrine Neoplasien sind Komplikationen dieser Erkrankung.

Der Typ II ist deutlich seltener: die Häufigkeit beträgt etwa 1:25.000–30.000. Café-au-lait-Flecken können vorkommen. Typisch sind jedoch Schwannome (von den Schwann-Zellen ausgehender gutartiger Tumor, langsam wachsend) im Bereich des Vestibularorgans, peripherer Nerven und Meningeome. Die Patienten erleiden einen zunehmenden Hörverlust und häufig Polyneuropathien. Genetisch ist die Veränderung auf dem Chromosom 22 gesichert worden, eine kausale Therapie ist bislang nicht bekannt. Symptomatisch können Tumore chirurgisch entfernt und mit Chemotherapeutika kann das Wachstum reduziert werden.

Bei der Schwannomatose ist der zugrundeliegende Defekt noch nicht endgültig identifiziert. Die Erkrankung ist noch seltener und auch durch Schwannome gekennzeichnet. Die Veränderungen im Vestibularorgan fehlen, aber die Polyneuropathie aufgrund der Verdrängungsprozesse steht im Vordergrund.

Tuberöse Sklerose

Die tuberöse Sklerose gehört auch zu den Phakomatosen, mit vielen unterschiedlichen Symptomen. Ein Teil davon kann schon im Neugeborenenalter zur Diagnose führen, jedoch werden nicht alle in diesem Alter diagnostiziert. Typisches Diagnosealter ist die Kleinkindphase. Es handelt sich um eine autosomal dominante Erkrankung mit sehr vielen Neumutationen (ca. 70 %). Die entscheidenden Gene werden auf Chromosom 9 und 16 kodiert und werden mit TCS1 und 2 bezeichnet. Die Aufgaben der kodierten Proteine sind bekannt, jedoch gibt es bislang keine kausale Therapie für diese Erkrankungen.

Viele Neugeborene sind klinisch unauffällig, bei intensiver Diagnostik können jedoch Hinweise auf die tuberöse Sklerose auffallen. Dazu gehören:

- Angiomyolipome der Niere
- kardiale Rhabdomyome
- Hamartome der Retina
- hypopigmentierte Hautareale (»white spots«), fallen z. B. unter der Phototherapie auf
- Hirntumore
- unter der Zunge liegende gestielte Fibrome (Koenen-Tumore)

Die ersten drei Befunde lassen sich häufig im Rahmen von Screening-Untersuchungen, z. B. im Ultraschall, darstellen und sollten dann der Grund für weitere Diagnostik sein. Zur Befundsicherung kann eine molekulargenetische Untersuchung erfolgen. Eine kurative Therapie ist nicht möglich, daher wird symptomatisch behandelt mit: Antikonvulsiva bei Anfällen durch Hirntumore und mTOR-Inhibitoren bei Nierenkarzinomen. Die Lebenserwartung ist eingeschränkt und häufig liegt auch eine geistige Retardierung vor.

Sturge-Weber-Krabbe-Syndrom

Hierbei handelt es sich um eine weitere Phakomatose mit zahlreichen Gefäßmissbildungen, die sporadisch und selten auftritt. Der Gendefekt ist identifiziert und besteht aus dem Tausch eines Basenpaares, einem Einzelnukleotid-Polymorphismus (SNP = Single Nucleotid Polymorphism). Dabei wird ein Basenpaar im Ablesestrang der DNS verändert. Die Bedeutung ist von der Lage abhängig und kann in diesem Fall zu einer Erkrankung führen. Im Versorgungsgebiet des *Nervus trigeminus* tritt ein *Naevus flammeus* in Kombination mit einer ipsilateral ausgebildeten leptomeningealen Angiomatose auf. Der Naevus ist bei der Geburt deutlich sichtbar. Im Verlauf der ersten drei Lebensjahre kommt es zum Auftreten von fokalen Anfällen (Epilepsie) und einer Hemiparese. Etwa die Hälfte der Betroffenen weist eine geistige Retardierung auf. Da auch das Auge betroffen sein kann, sind eine Hemianopsie (Halbseitenblindheit) und die Ausbildung eines Glaukoms möglich. Neben der typischen Symptomkonstellation sind Genetik und ein mit Gadolinium-DTPA (Kontrastmittel) durchgeführtes MRT des Gehirns mit girlandenförmigen Kalzifikationen in Nachbarschaft zur Angiomatose beweisend für die Diagnose. Therapeutisch wird die Epilepsie behandelt, der Augeninnendruck und die Sehfähigkeit überwacht und mit Laserbehandlung der *Naevus flameus* weitgehend reduziert.

Von-Hippel-Lindau-Czermak-Syndrom

Dieses Syndrom gehört auch zum Formenkreis der Phakomatosen. Es wird zur Vollständigkeit erwähnt, da der Manifestationsgipfel erst im Alter von 30 Jahren liegt. Genort (Chromosom 3) und Vererbungsmodus (autosomal dominant) sind bekannt. Auch bei dieser Erkrankung handelt es sich um Mikrodeletionen und Missense-Mutationen, die schon genau beschrieben sind. Dabei führt die Veränderung einer Base in der kodierenden DNA zur Übersetzung in eine andere Aminosäure bei dem Auslesevorgang. Hier wird das HL-Gen verändert, das besonders die Gefäßneubildung reguliert. Die Veränderungen finden sich besonders im Kleinhirn, Hirnstamm und im Auge, das Großhirn ist selten betroffen. Daneben kommen noch Tumore innerer Organe vor, besonders die Nieren, Nebennieren (Phänochromocytom), die Leber und das Pankreas sind betroffen. Eine genetische Beratung ist möglich. Sofern es zur frühzeitigen Aufdeckung der Veränderungen in der Retina kommt, können diese erfolgreich therapeutisch angegangen werden. Auch hier gilt: Eine kausale Therapie ist nicht bekannt.

Anfallsleiden

Viele der schon dargestellten Erkrankungen verursachen in der Akutphase Krampfanfälle oder lassen Veränderungen geschehen, die zu Krampfanfällen führen. Ein Krampfanfall im Neugeborenenalter führt immer zu einem differentialdiagnostischen Abarbeiten der möglichen Ursachen. Neben Bildgebung, EEG und ggf. auch aEEG (amplitudenintegrietes Elektroenzephalogramm, als komprimierte Langzeitüberwachung, um die Hirnaktivität zu überwachen und Krampfanfälle zu detektieren) ist Labordiagnostik und der Ausschluss von Stoffwechselerkrankungen für die Festlegung einer Diagnose notwendig. In den meisten Kliniken besteht für dieses Krankheitsbild ein strukturierter Ablauf, um möglichst schnell und sicher zu einer Diagnose zu kommen. Dennoch bleibt häufig die eigentliche Ursache unklar. Im Neugeborenenalter gibt es nur wenige medikamentöse Behandlungsoptionen. Wegen der Unreife des Zentralnervensystems ist jedoch eine spezifische Therapie noch nicht erforderlich und in einigen Fällen kann die Behandlung auch wieder beendet werden, wenn z.B. eine Druckentlastung oder Resorption von Blutungen abgeschlossen ist. Leider bedeutet es nicht, dass später Glianarben erneut der Ausgangspunkt für Krampanfälle sein können. Stoffwechselerkrankungen können schon in diesem Alter zu schwer beeinflussbaren Anfällen führen, die meist eine schlechte Prognose haben.

> **Merke**
>
> Die meisten Krampfanfälle im Neugeborenenalter sind auf akute Ereignisse und nur selten auf ein Krampfleiden zurückzuführen. Die üblichen Ursachen bestehen in akuten Durchblutungsstörungen, eine hypoxisch ischämische Enzephalopathie (HIE), Infektionen und akuten Stoffwechselentgleisungen.

5.5 Besonderheiten des zentralen Nervensystems (ZNS) im Kindesalter

Das ZNS ist pränatal noch relativ gering differenziert (u.a. mangelhaft entwickelte Markscheiden, unzureichende Dendritensprossung und Synapsenbildung). Gewachsen ist es ausgesprochen gut.

Um die 27. SSW wird eine Schichtung der Hirnrinde langsam erkennbar, die Hirnwindungen sind zu diesem Zeitpunkt noch nicht sichtbar. Etwa zeitgleich verlieren die Nervenzellen die Regenerationsfähigkeit und damit die Möglichkeit, Schäden auszugleichen. Beim Nervensystem behalten lediglich die Gliazellen diese Regenerationsfähigkeit. Die Plastizität des Gehirns ist jedoch weiterhin vorhanden. Dies bedeutet: Bei einer Schädigung durch Ischämie, Blutungen oder Verletzungen ist die Möglichkeit, ohne erkennbare Schäden groß zu werden, abhängig von dem Ausmaß, weiterhin vorhanden. Schäden, die im Bereich der Leitungsbahnen aufgetreten sind, sind in der Regel wesentlich schlechter zu kompensieren. Häufig kann mit früh begonnener und intensiver Physiotherapie und auch durch Frühförderung noch viel erreicht werden.

Nach der Geburt nimmt die Gliazellzahl bis in die ersten Lebensmonate deutlich zu. Dendriten, Axone und axondendritische Synapsen bilden sich durch unzählige Verflechtungen zu einem extrem dichten Netz. Für die Kommunikation zwischen den Nervenzellen ist dies notwendig. Im letzten Schwangerschaftstrimenon und im ersten Lebensjahr steht eine exponentielle Vermehrung bzw. Ausbildung im Vordergrund, jedoch ist wahrscheinlich die synaptische Vernetzung der Nervenzellen erst mit der Pubertät weitestgehend abgeschlossen. Eine weitere Veränderung ist eine starke Zunahme des Kapillarnetzes. Neben den morphologischen Besonderheiten (z. B. kontinuierliche Abnahme der Blut-/Liquor-Permeabilität) erfährt das ZNS auch eine biochemisch/funktionelle Wandlung (u.a. Rückgang des initial hohen Wasseranteils). Damit wird auch die Veränderung der Neigung zur Ausbildung eines Hirnödems erklärt. Je jünger bzw. unreifer ein Kind ist, desto höher ist die Wahrscheinlichkeit, im Rahmen von Hypoxie, Entzündung oder Trauma mit einem Hirnödem zu reagieren. Durch noch offene Schädelnähte kann jedoch ein Teil des Hirndrucks noch kompensiert werden. Sich rasch ausbildende Veränderungen des Drucks sind aber ähnlich schädigend, wie bei dem älteren Kind Auswirkungen durch Druck und Perfusionsminderung verursachen.

Die bioelektrische Aktivität wandelt sich mit zunehmender Differenzierung. Eine zunächst bestehende Anfallsbereitschaft nimmt im Verlauf zunehmend ab. Im EEG lassen sich spezifische Wellen nachweisen, die einer fortschreitenden Reifung entsprechen. Diese Entwicklung beginnt schon intrauterin, da ab der 10. SSW im Ultraschall schon spontane Aktivitäten des Embryos dargestellt werden können. Hand-Gesichts-Kontakte, Mundöffnungen, Saug- und Schluckakte können dargestellt werden. Reaktionen auf Geräusche und Licht sind etwa ab 28 SSW im Ultraschall nachzuvollziehen.

6 Erkrankungen der Atemorgane

6.1 Besonderheiten und Schädigungen in der neonatalen Periode

Die Besonderheiten beim Neugeborenen machen die Alveolarfläche und die Anatomie der Luftwege aus. Erstere beträgt ca. 3–4 m², beim Erwachsenen dagegen sind es ca. 145 m². Damit benötigt ein Neugeborenes eine Atemfrequenz von 35–55/Min., um auf ein ähnliches Atemminutenvolumen/kg zu kommen. Mit der Größenentwicklung sinkt die Atemfrequenz kontinuierlich auf 16–20/Min. beim Erwachsenen. Die Atemwege sind klein, eng und weich. Die Schleimhäute neigen zu Ödem und Hypersekretion. Kurze Distanzen (die Trachea-Länge beim Säugling beträgt 3 cm, beim Erwachsenen 12–15 cm) begünstigen absteigende Infektionen. Je kleiner der Durchmesser der Atemwege ist, desto eher verursacht eine Schleimhautschwellung mit gleicher Dicke eine stärkere (relative) Einengung. Physikalisch beschrieben ist der Anstieg des Widerstandes proportional zur 4. Potenz des Durchmessers. Die Dicke der Schwellung bleibt unabhängig des Durchmessers gleich (▶ Abb. 6.1).

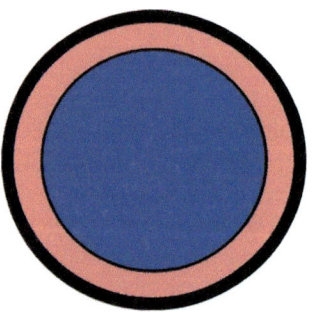
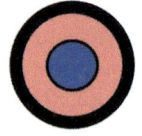
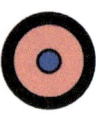

Abb. 6.1: Schleimhautschwellung

Das Reifen des Immunsystems und das Wachstum des Atmungsorgans bedingen verschiedene Verlaufsformen einer Erkrankung (z. B. Pneumonie) während der Entwicklung. D. h. mit anderen Worten: Eine Pneumonie kann in der Kindheit, sprich vom Neugeborenen bis zum Adoleszenten, ganz unterschiedliche Erscheinungsformen haben.

Bei einem Früh- oder Neugeborenen kommen folgende Erkrankungen als Ursache einer Atemnot in Frage: verzögerte pulmonale Fruchtwasserresorption, Surfactant-Mangel-Syndrom, Mekoniumaspiration, Pneumothorax, Sepsis/Pneumonie. Die Gewichtung ist nach Gestationsalter unterschiedlich und leitet das therapeutische Handeln bei unzureichender Adaptation. Die angeborenen Fehlbildungen können auch zu Atemnot führen, werden jedoch im nächsten Abschnitt erläutert. Ab dem Säuglingsalter stehen dann bei Atemnot fast ausschließlich infektiöse Prozesse im Fokus.

Als wichtige Leitlinie kann gelten:

- Wenn ein Neugeborenes gut zu oxygenieren ist, aber sich schlecht ventilieren lässt, hat es ein Problem mit den Atemwegen.
- Wenn ein Neugeborenes gut zu ventilieren ist, aber sich nicht oxygenieren lässt, steht ein zyanotischer Herzfehler im Vordergrund.
- Wenn Ventilation und Oxygenierung nicht gut möglich sind, spricht dies für eine Lungenerkrankung.

Direkt nach der Geburt muss die Lunge eröffnet werden und dies ist die erste große Kraftanstrengung im Leben. Negative Drücke bis zu -120 cm Wassersäule sind gemessen worden. Wichtigster Co-Faktor dabei ist die ausentwickelte Lunge mit Pneumozyten Typ II, die den Surfactant produzieren. In der physiologischen Entwicklung erreicht die Lunge dieses Reifestadium mit etwa 36 SSW. Gleichzeitig sollen die Alveolen möglichst gleichmäßig eröffnet werden, damit sich keine schlecht und gut belüfteten Areale nebeneinander entwickeln. Auch hat hier ein physikalisches Gesetz seine Auswirkungen. Nach dem Gesetz von Laplace ist $\Delta P = 2y/r$. Übersetzt auf die Funktion der Lungenbläschen (Alveolen) und berücksichtigt, dass die Alveolen miteinander verbunden sind, würde sich für die Alveolen mit einer gleichen, konstanten Oberflächenspannung y folgendes Szenario ergeben: Die kleinen Alveolen würden zum Kollaps neigen und sich in die größeren Alveolen entleeren. Insgesamt käme es also damit zu einer Umverteilung der Gasvolumina in die größeren Alveolen. Folge wäre eine Destabilisierung der Lunge und ihrer Funktion. Surfactant bewirkt, dass die Oberflächenspannung in der Alveole reduziert wird. Die Oberflächenspannung des die Alveolen bedeckenden Flüssigkeitsfilms ist gegenüber einem wässrigen Flüssigkeitsfilm ohne Surfactants ca. zehnfach geringer. Zudem nimmt die Oberflächenspannung in der Alveole mit zunehmender Dehnung deutlich ab. Es wird dadurch die Atemarbeit deutlich reduziert. Fehlender Surfactant wegen Unreife, raschem Abbau oder Inaktivierung des Surfactants durch z. B. Infektion, Blut oder Mekonium führen zu einer vermehrten Atemarbeit. Ungleichmäßige Belüftung der Alveolen kann die Überdehnung einiger Bereiche und Minderbelüftung anderer Areale auslösen und damit die Grundlage für einen Pneumothorax sein. Heftige Atemanstrengungen, intensives Beuteln oder Beatmen mit hohen Spitzendrücken begünstigen die Situation noch. Meist kommt es sehr schnell zur Entwicklung von Atemnot und einem raschen Anstieg von Sauerstoffbedarf. Durch eine Punktion und Entlastung kann die Situation zügig gebessert werden. Hinweise für einen Pneumothorax sind seitendifferente Belüftung sowie das Aufleuchten des luftgefüllten Pleuraspalts in der Transillumination (▶ Abb. 6.2).

Interstitielles Emphysem

In Bezirken, die sich nicht bei der Ausatmung vollständig entleeren können, kommt es zur Ansammlung von Luft (»airtrapping«) und damit zu einem verminderten Gasaustausch in diesen Bereichen. Ursachen dafür können Obstruktionen im Bereich der Bronchen, Bronchiolen oder Bronchioli sein. Bei beatmeten Patienten können eine nicht ausreichende Exspirationszeit oder eine nicht synchronisierte Beatmung, bei der der Patient gegen die Maschine kämpft, als mögliche Ursachen genannt werden. Neben der Beseitigung der Ursache kann die Lagerung auf die betroffene Seite helfen, die »Luftsäcke« zu verkleinern.

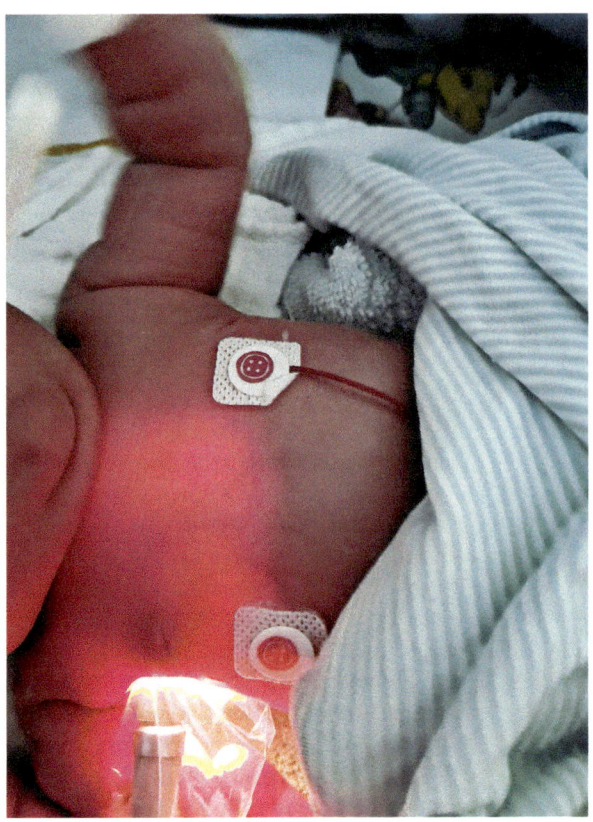

Abb. 6.2:
Pneumothorax, Darstellung mit starker Lichtquelle als Transilluminationsbefund

Persistierende pulmonale Hypertension (PPHN)

Eine große Anzahl von Erkrankungen kann in einer persistierenden pulmonalen Hypertension enden. Dabei ist das wesentliche Charakteristikum die fehlende Widerstandsveränderung in den pulmonalen Gefäßen. D. h. der vor der Geburt bestehende hohe Widerstand sorgt für eine nur geringe Durchblutung der Lungengefäße. Dieser sollte nach der Geburt abfallen, um eine gute Durchblutung der Lunge zu gewährleisten und damit eine gute Oxygenierung zu ermöglichen. Ein hoher Sauerstoffpartialdruck sorgt für eine weitere Senkung des Widerstands und damit für eine gute Durchblutung. Wenn diese Veränderungen nach der Geburt nicht eintreten und damit die Oxygenierung nicht erreicht wird, bildet sich ein *circulus vitiosus*, der unterbrochen werden muss. Im Einzelnen können folgende Veränderungen oder Erkrankungen dazu führen: Hypoplasie der Lunge (Ursachen: Zwerchfellhernien, Oligohydramion, Plazentainsuffizienz, Wachstumsretardierung), Infektionen, Aspiration (Mekonium, Fruchtwasser, Blut), Übertragung, Hyperviskosität von Blut (Polyzythämie, Hyperfibrinämie), Asphyxie, Medikamenteneinnahme der Mutter (nichtsteroidale Antiphlogistika), Atemnotsyndrom und flüchtige Tachypnoe, Air-Leak-Syndrom (Verteilung von Luft außerhalb des normalen pulmonalen Luftraums), angeborene Anomalien der Lungen (alveolare kapilläre Dysplasie und weitere Fehlbildungen, ▶ Kap. 6.2)

Neben einer Ursachenbekämpfung kann diesen Kindern mit inhalativem NO (Stickstoffmonoxid) und Medikamenten, die NO bilden, geholfen werden. Durch die Gabe wird eine Relaxation von glatten Muskelzellen in den Gefäßen erreicht und damit der pulmonale Widerstand gesenkt. Technisch aufwendig kann auch mit einer Behandlung mittels ECMO (extra corporale membran oxygenetion) Lungenersatztherapie diesen Patienten geholfen werden. Die Einsatzmöglichkeiten sind jedoch durch Körpergewicht und Verfügbarkeit limitiert.

6.2 Angeborene Fehlbildungen

Kongenitale Zwerchfellhernie

Mehrere Schritte in der Entwicklung des Zwerchfells können gestört sein, so dass sich an der Form der Hernie nachvollziehen lässt, wann die Fehlentwicklung zwischen der 3. und 12. SSW aufgetreten ist. Neben den grundsätzlich überlebensfähigen Trisomien (13, 18 und 21) sind noch eine Reihe weiterer Syndrome mit dem Auftreten einer Zwerchfellhernie vergesellschaftet. Bei sorgfältiger Ultraschalldiagnostik können inzwischen zwei Drittel der Fehlbildungen schon pränatal gesehen werden. Rechtsseitige Defekte werden häufiger nicht diagnostiziert, da die Anatomie eher normal wirkt. Erkannte Hernien sollten zur weiteren Abklärung führen. Aktuell noch im experimentellen Stadium sind Techniken, die schon intrauterin für einen Verschluss der Lücke sorgen oder aber die Lungenentwicklung wird durch die zeitweilige Einlage eines kleinen Ballons in die Luftröhre gefördert. Dies setzt voraus, dass eine gewisse Lungenentwicklung bereits stattgefunden hat. Ansonsten ist es auf jeden Fall sinnvoll, frühzeitig eine Lungenreifebehandlung durchzuführen.

Der postnatale Verlauf wird besonders von der respiratorischen Situation bestimmt. Bei großen Defekten kann schnell der respiratorische Notfall eintreten und eine rasche Intubation ist dringend erforderlich. Kleine Defekte hingegen können zunächst nur als leichte Atemstörung auffallen und bei Ausbleiben einer klinischen Besserung erst die Diagnostik nach sich ziehen und z. B. im Röntgenbild dann einen Überraschungsbefund präsentieren. Meist sind erst im Verlauf Darmschlingen und Magenanteile verlagert und mit Luft gefüllt, sodass es zu klinischen Beschwerden kommt. Diese kleinen Defekte sind in der Regel gut operativ zu behandeln.

Formen mit einem großen Enterothorax haben zunächst einen eingefallenen Bauch und zeigen im Verlauf auch einseitige Belüftung und ggf. verlagerte Herztöne. In solchen Fällen soll rasch eine Intubation durchgeführt und die schon in den Gastrointestinaltrakt gelangte Luft mit einer großlumigen Magensonde abgeleitet werden. In den ausgeprägtesten Fällen haben die Neugeborenen eine persistierende Bradykardie und Tachydyspnoe, die sich mit den üblichen Maßnahmen nicht beheben lassen. Ziel ist es nun, einen persistierenden fetalen Kreislauf zu vermeiden, die Beatmungsstrategie zu optimieren und einen sekundären Schaden durch die Beatmung zu verhindern. Dabei können Oszillationsverfahren eingesetzt und vorrübergehend eine permissive Hyperkapnie und Hypoxie toleriert werden. Zudem ist es sinnvoll, eine Relaxation und Sedierung durchzuführen. Im Rahmen eines operativen Vorgehens soll das Zwerchfell spannungsfrei verschlossen und eine eventuell vorhandene Malrotation des Darms behoben werden. In komplexen Fällen kann der Einsatz einer extrakorporalen Membranoxygenierung sinnvoll sein. Dies Methode ist nicht in jedem Zentrum verfügbar. Daher sollte, wenn die

Diagnose gestellt ist, verantwortungsvoll geschaut werden, wo die Versorgung stattfinden kann. Der Einsatz der Lungenersatztherapie hat seine praktischen und auch ethischen Grenzen. Frühgeborene und sehr dystrophe Kinder können nicht mit den benötigten Kanülen versorgt und damit an den extrakorporalen Kreislauf angeschlossen werden. Bei schweren chromosomalen Störungen oder aber bei ausgeprägten Lungenhypoplasien ist der Einsatz ebenfalls nicht sinnvoll. Wenn sich nach der Operation die betroffene Seite gut und rasch belüften lässt, ist die Prognose zunächst sehr günstig. Im Langzeitverlauf werden neben einem Lungengerüstumbau in Form einer bronchopulmonalen Dysplasie auch Atemwegsobstruktionen, Leistungseinschränkungen bei körperlicher Belastung, Gedeihstörungen, gastroösophagealer Reflux, Thoraxdeformitäten und Skoliosen beschrieben.

Fehlbildungen der Atemwege

Lungenagenesie

Einseitige Lungenagenesien sind extrem selten und häufig mit Herz- oder Gefäßfehlbildungen vergesellschaftet. Das klinische Bild kann sehr variabel sein. Sofortiges Versterben nach der Geburt, aber auch relativ günstige Prognosen sind möglich.

Lungenhypoplasie

Für eine normale Lungenentwicklung ist neben einem ausreichenden Raum Fruchtwasser erforderlich. Zudem müssen fetale Atembewegungen möglich sein. Kompression des Thorax durch Fehlbildung, neuromuskuläre Erkrankungen des Fötus, Pleuraergüsse oder zystische Lungenerkrankungen können zur Minderentwicklung beitragen. Oligohydramnion und Anhydramnion, z. B. nach vorzeitigem Blasensprung besonders vor Abschluss der 27. SSW, können die Lungenentwicklung so reduzieren, dass nach der Geburt keine mit dem Leben vereinbare Lungenfunktion vorhanden ist. Die fetale Atemtätigkeit kann durch mütterlichen Substanzmissbrauch (Sedativa, Alkohol, Nikotin) eingeschränkt sein. Es sind alle Strukturen betroffen: Aufteilung der Bronchiolen, Anzahl der Azini und beim späten Auftreten eines Blasensprungs auch nur die Alveolen.

Postnatal steht klinisch eine schwere Atemnotsymptomatik im Vordergrund, abhängig von dem Gestationsalter kann zudem noch ein unreifes Surfactantprofil das Krankheitsbild verschlechtern. Therapeutisch ist eine mechanische Beatmung erforderlich, häufig müssen hohe Beatmungsdrücke angewandt werden. In vielen Fällen können bessere Ergebnisse mit Hochfrequenz-Oszillations-Beatmung (HFOV) erzielt werden. Bei gleichzeitig bestehendem pulmonalem Hochdruck wird inhalatives NO eingesetzt. Die Prognose ist vom Ausmaß der Hypoplasie abhängig.

Kongenitale zystisch-adenoide Malformation (CCAM)

Dabei handelt es sich um zystisch-adenoide Strukturen, die histologisch allen Anteilen des Respirationstrakts zugeordnet werden können. Es werden fünf Subtypen unterschieden. Die Unterscheidung folgt dabei morphologischen und histologischen Kriterien. Die häufigsten Typen sind der Typ 1 und 4. Am seltensten findet sich der Typ 0. Dieser ist eine diffuse Malformation, die postnatal letal verläuft. Bei den anderen Subtypen ist die Ausprägung einer Atemnot nach der Geburt von Größe und Lokalisation abhängig, ein Teil hat auch die Tendenz, maligne zu entarten. Der pränatale Ultraschall, bei dem die Veränderung häufig gefunden wird, kann den Subtyp nicht festlegen. Daher müssen diese Kinder in einem Perinatalzentrum geboren werden, das über die Möglichkeit verfügt, eine chirurgische Resektion des entsprechenden Lungenanteils vorzunehmen und die Neugeborenen entsprechend zu beatmen. Dabei sind etwa drei Viertel der pränatal diagnostizierten Fälle nach der Geburt zunächst asymptomatisch. Wegen der Möglichkeit, rezidivierende Pneumonien zu bekommen, und dem Entartungsrisiko mancher Subtypen ist neben postnataler Diagnostik im Verlauf die Darstellung im MRT oder CT erforderlich. Ein Röntgenbild ist wegen der Summationsdarstellung nicht ausreichend. Ausdehnung und Lage kann letztendlich nur mit einer Schichtdarstellung beurteilt und damit die Indikation zur Operation gestellt werden. Grundsätzlich ist die Prognose bei vollständiger Resektion günstig. Der Subtyp 4 kann sich auch erst im späteren Lebensalter mit einem Pneumothorax manifestieren. Daher ist bei spontanen Pneumothoraxen auch hier noch die Diagnostik durchzuführen.

Lymphangiektasie

Dies ist eine angeborene Fehlbildung der Lymphgefäße im Thoraxraum, die schon pränatal mit einem Hydrops fetalis auffallen kann. Die Fehlbildung kann mit Herzfehlern vergesellschaftet sein. Die Prognose ist inkonstant und kann im schlechtesten Fall innerhalb von Stunden letal verlaufen.

Angeborene Herzfehler

Die Auswirkung angeborener Herzfehler mit Belastung des rechten Herzens ist aufgrund einer Widerstandserhöhung eine verminderte Durchblutung der Lunge und führt zu einer reduzierten Oxygenierung. Die Volumenbelastung des linken Herzens (Körperkreislauf) führt zu einem Rückstau in den Lungenkreislauf und damit häufig zu einem Lungenödem. Wegen der Verlängerung der Diffusionswege kommt es auch hier zu einer verminderten Oxygenierung. Damit sind nicht die chronischen Veränderungen beschrieben. Diese können im Kapitel 7 nachgelesen werden (▶ Kap. 7).

Fehlbildungen der Luftwege

Verschiedene anatomische Veränderungen können die Atemwege behindern oder verlegen. Insgesamt sind diese Veränderungen selten, sollten aber rasch erkannt werden, um gravierendere Folgen zu vermeiden. Bei einer Reihe von Kraniofazialen Dysmorphien kommt es zu strukturellen Verlegungen der Atemwege wie ausgeprägter Retrognathie und damit zurückfallender Zunge und Makroglossie. Die Atemwege müssen in solchen Fällen mit Guedeltubus, Rachentubus oder Gaumenplatte bis zu einer operativen Versorgung gesichert werden.

Chonalatresie

Bei einer Chonalatresie kommt es zu einem membranösen, z. T. auch knöchernen Verschluss der hinteren Nasenöffnung. Bei obligater Nasenatmung des Neugeborenen fallen diese Kinder rasch postnatal durch Schreien und Mundatmung auf. Am Ende der Schreiphase treten erneut Hypopnoe und Atemnot auf. In der Regel kann die Membran endoskopisch durchbrochen und mit Röhrchen als Platzhalter gesichert werden. Diese Fehlbildung kann Teil einer CHARGE-Assoziation sein (Kolobom, Herzfehler, Chonalatresie, Genital- und Ohranomalien).

Infantiler Larynx

Hierbei handelt es sich typischerweise um eine Reifungsverzögerung der knorpligen Anteile des Larynx. Diese kann in drei Schweregrade eingeteilt werden, abhängig von der klinischen Symptomatik.

6 Erkrankungen der Atemorgane

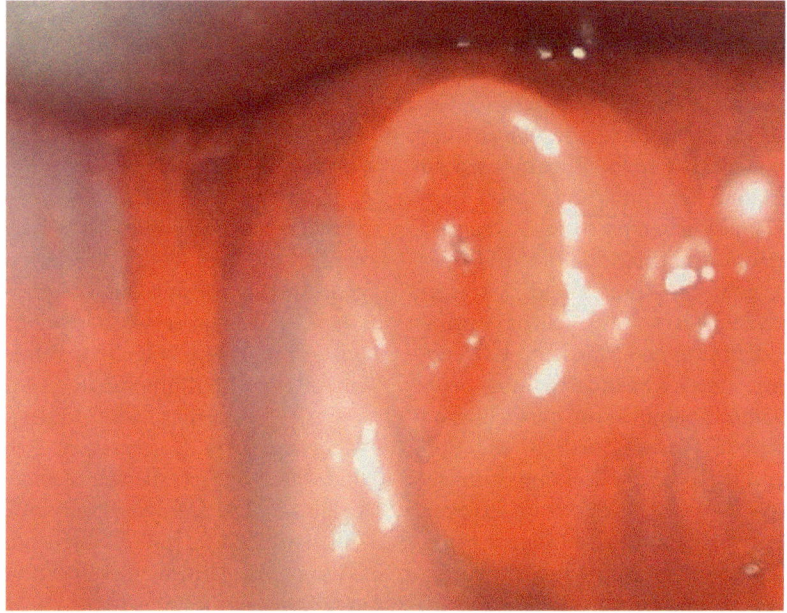

Abb. 6.3: Infantiler Larynx, bei Inspiration fast komplett verlegte Luftröhre durch weiche Epiglottis

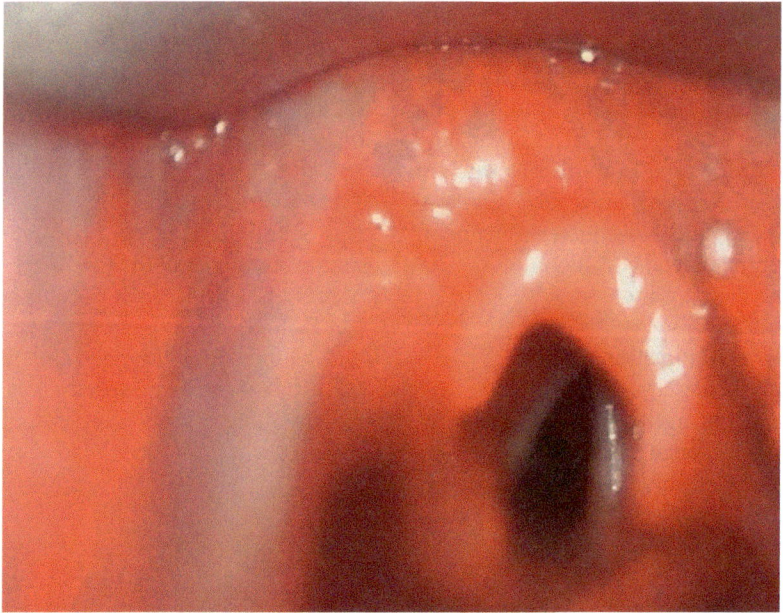

Abb. 6.4: Normale Stimmritze, dabei normal aufgerichtete und feste Epiglottis

Nach einem halben Jahr sind die meisten Kinder beschwerdefrei, die Symptomatik ist um den 3. Lebensmonat am ausgeprägtesten. Um sicher zu sein, dass es sich um diese relativ harmlose und mit guter Prognose versehene Diagnose handelt, sollte eine bildgebende Diagnostik stattfinden (Endoskopie, Laryngoskopie mit Video oder Sonographie). Bei der schwersten Form kann es sich allerdings auch um eine Laryngo-Tracheomalazie handeln, bei der es dann aufgrund der sehr weichen Strukturen zu Verlegung der Atemwege und nachfolgend zu Apnoen und Zyanoseanfällen kommen kann.

Spaltbildungen im Larynx in unterschiedlicher Ausprägung sorgen für rezidivierende Aspirationsereignisse, Heiserkeit und Hustenanfälle. Diese treten besonders bei und nach den Mahlzeiten auf. Ein gehäuftes Vorkommen von Symptomen sollte die Aufmerksamkeit darauf lenken. Die Diagnosestellung ist oft schwierig und lässt von der Symptomatik her an einen infantilen Larynx denken. Auch hier ist die spontane Heilungsrate hoch.

6.3 Infektionen

Grundsätzlich sind die häufigsten Infektionen im Kindesalter, abgesehen von der Neugeborenenperiode, im Bereich der Atemwege zu finden. Husten ist das häufigste Symptom, das zur Vorstellung beim Kinderarzt führt. Bei einer akuten Symptomatik (Dauer bis zu drei Wochen) handelt es sich häufig um virale Infektionen. Diese lassen sich nur symptomatisch behandeln, z. B. durch Sekretlöser, Inhalationen und ggf. Physiotherapie bei Vorerkrankungen.

Neugeborene haben durch die Übertragung von IgG über die Plazenta von der Mutter bei Erkrankungen, die die Mutter selbst durchgemacht hat, einen gewissen Immunschutz. Sie erkranken daher in den ersten sechs Lebensmonaten seltener. Infektionen der Luftwege sind häufig ein Mehretagengeschehen. Zunächst sind die oberen Atemwege betroffen mit Rhinitis, Pharyngitis oder Laryngitis. Nachfolgend kommt es dann häufig zu Infektionen der großen Luftwege, wie Tracheitis, Bronchitis oder Bronchiolitis. Zuletzt dann entstehen die Pneumonien. Die Übergänge können aber auch sehr schnell passieren, so dass nicht in allen Fällen die chronologische Reihenfolge beim Patienten nachvollzogen werden kann. Virale Infektionen sind auch häufig der Wegbereiter für bakterielle Infektionen, die sich dann auf entzündetem Gewebe festsetzen. Dadurch entstehen Infektketten, die Eltern als solche erklärt werden müssen. In den ersten Lebensjahren sind sechs bis acht Infektionen im Winterhalbjahr nicht ungewöhnlich und dienen auch dem Aufbau einer normalen Immunität. Das zweite Kind und weitere Geschwisterkinder erkranken viel früher und häufiger als die Eltern es vom ersten Kind kennen. Die Vermeidungsstrategien mit nur einem Kind sind dann nicht mehr möglich und über soziale Kontakte wie Kindergarten oder Schule werden von den älteren die Infektionen nach Hause gebracht. Die Erreger typischer Pneumonien sind: Pneumokokken, Haemophilus influenzae, Branhamella catarrhalis, Staphylokokken, Streptokokken, Klebsiellen, Pseudomonaden u. v. a.

Ein besonderes Erregerspektrum gibt es bei chronischen und immunsupressiven Erkrankungen, wie Mukoviszidose, Tracheostomaträgern oder Alpha-1-Antitrypsinmangel. Als Beispiel kann es zur Infektion mit Pneumocystis carinii kommen, was dann eine Interstitielle Pneumonie zur Folge hat, die durch plasmazelluläre Infiltrate besonders um die Bronchioli herum charakterisiert ist. Auch Pneumonien, die durch Pilze (z. B. Candida,

Aspergillen, Histoplasmen, Kryptokokken) ausgelöst werden, sind meist mit einer reduzierten Immunabwehr vergesellschaftet.

Atypische Pneumonien sind durch einen etwas untypischen Verlauf gekennzeichnet. Der Beginn ist meist schleichend und es treten nicht die typischen Charakteristika im Röntgenbild und der Klinik auf. Einige Erreger rufen immer eine atypische Pneumonie hervor, daher werden die Pneumonien bei Nachweis dieser Erreger auch als atypisch bezeichnet. Dazu gehören Mykoplasmen, Chlamydien und Legionellen.

Erreger spezifischer Pneumonien sind Mycobacterium tuberculosis und atypische Mykobakterien. Meist sind diese Infektionen verbunden mit sozio-ökonomisch eingeschränkten Verhältnissen. In Europa sind aktuell wenig Fälle zu verzeichnen, jedoch können durch Reisen, Katastrophen und Flüchtlingsbewegungen neue Fälle eingeschleppt werden. Diese sollten frühzeitig erkannt und konsequent behandelt werden. Dabei ist die langfristige Behandlung wichtig.

Neben den erregerspezifischen Infektionen gibt es in der Häufigkeit von Infektionen auch altersspezifische Unterschiede, z. B. finden sich abszedierende Pneumonien besonders häufig im Säuglingsalter. Diese werden von Staphylokokken hervorgerufen.

6.4   Chronische Erkrankungen

Mit einer bronchopulmonalen Dysplasie werden Veränderungen beschrieben, die aufgrund der modernen Behandlungsmethoden von Frühgeborenen entstehen. Wegen der zunehmenden Unreife der überlebenden Kinder wurde in den letzten Jahren die Definition mehrfach verändert. Aktuell wird die Erkrankung in drei Schweregrade (leicht: ohne Sauerstoffbedarf, mild: mit bis zu 30 % und schwer: mit mehr als 30 % Sauerstoffbedarf) eingeteilt. Diese Einteilung erfolgt in einem Alter von 36 SSW. Es werden die Frühgeborenen unter 32 SSW erfasst, die an mehr als 28 Tagen Sauerstoff für mehr als 12 Stunden benötigt haben. Neben der toxischen Wirkung von unkritisch eingesetztem Sauerstoff sind die unterschiedlichen Komponenten einer Beatmung für die Schädigung der Lunge verantwortlich. Über den jeweiligen Anteil wird in der wissenschaftlichen Diskussion noch gestritten. Die Lunge kann durch Druck (Barotrauma), Volumen (Volutrauma) und Atelektasen (Atelektrotrauma), damit sind aufgrund eines niedrigen Residualvolumens kollabierte Alveolen gemeint, die bei der nächsten Inspiration erneut rekrutiert werden müssen, geschädigt werden. Eine wesentliche Komponente für die Reduktion von beatmungsassoziierten Schäden ist ein intaktes Surfactantsystem. Neben einer unzureichenden Bildung wegen Unreife können Blut, Plasmaproteine und Infektionen die Wirkung durch die entstehende Inflammation inhibieren. Da in den letzten Jahren zunehmend unreifere Kinder überlebt haben und in den histologischen Untersuchungen von betroffenen Kindern die Lungenentwicklung in einem unreifen Entwicklungsstadium stehen geblieben ist, geht man auch von weiteren Komponenten der Schädigung aus, die mit der mangelnden Expression von Wachstumsfaktoren erklärt wird. Die Varianz zwischen den einzelnen Perinatalzentren ist noch erheblich. Daraus kann geschlossen werden, dass die Entstehung dieses Krankheitsbildes noch nicht komplett verstanden ist.

Eine Prävention, um die Rate an Kindern mit BPD zu reduzieren, ist die Vermeidung von konventioneller Beatmung. Stattdessen sollte nach Möglichkeit nur mit Atemunterstützung die Transition postnatal gestaltet werden. Auch eine Gabe von Surfactant kann ohne Intubation erfolgen. Jedoch ist bislang unklar, nach welchen Kriterien dann doch eine Intubation und im Verlauf die Extubation sowie die Sauerstoff- und Flüssigkeitsgabe gesteuert werden sollen. Weiter ist eine frühzeitige Substitution mit ausreichend Aminosäuren und die Applikation von Coffein, das als Methlyxanthin sowohl für die Atmung, aber auch für Stoffwechsel und Immunabwehr positive Effekte haben soll, wichtig.

Bei den ersten Anzeichen einer sich entwickelnden BPD sind der Einsatz von Diuretika, nun auch die vermehrte Sauerstoffgabe und rasche Entwöhnung von einer Atemunterstützung notwendig. Die Frage einer Gabe von Steroiden kann nicht eindeutig beantwortet werden, da bei zu hoher Dosierung negative Folgen für die Entwicklung des zentralen Nervensystems beobachtet worden sind. Eine gute Wirksamkeit für die Reduktion der inflammatorischen Veränderungen ist aber unbestritten. Neuere Therapiekonzepte mir TNF α oder Wachstumsfaktoren sind noch nicht ausreichend evaluiert und bisher noch nicht als Standardtherapie anzusehen.

Mukoviszidose

Bei der Mukoviszidose (zystische (cystische) Fibrose, CF) handelt es sich um eine hereditäre, generelle Exokrinopathie mit pathologisch erhöhter Viskosität der Sekrete exokriner Drüsen. Die zugrundeliegenden Mutationen im CF-Gen sind auf dem langen Arm von Chromosom 7 und mit rezessiver Genwirkung lokalisiert.

Innerhalb des CF-Gens sind bisher mehr als 1.000 unterschiedliche Mutationen identifiziert worden. 75–80 % aller Patienten in Mitteleuropa weisen die sog. Delta-F-508-Mutation in Exon 10 auf; sie führt zu einem veränderten Codon für Phenylalanin. Die Prävalenz unter Neugeborenen liegt bei 1:2.000–2.500. Die Erkrankung ist damit die häufigste erbliche Stoffwechselerkrankung innerhalb der hellhäutigen Ethnie, weil jeder 20. bis 25. ein heterozygoter Genträger ist. Die Mutation im CF-Gen bewirkt eine Ionentransportstörung, welche zur Produktion abnorm visköser Sekrete in allen exokrinen Drüsen führt.

Betroffene Organsysteme sind: Pankreas, Leber und Gallenwege, Darm, Lunge und obere Atemwege. Die typischen Krankheitszeichen und Manifestationen sind von den Genvarianten abhängig unterschiedlich, so dass es Patienten mit starker Beteiligung der intestinalen Organe gibt und andere mit Symptomen, die überwiegend die Atemwege betreffen. Bei der abdominellen Beteiligung steht die Maldigestion mit massiven Durchfällen im Vordergrund, da wegen eingedicktem Pankreassekret und Galle nicht ausreichend Verdauungssekrete in den Darm gelangen. Therapeutisch werden Pankreasenzyme ersetzt und bei weiterhin bestehender Mangelentwicklung wird mit hochkalorischen Zusatznahrungen ein Ausgleich an Energiezufuhr geschaffen. Die Substitution muss mit der Diagnosestellung begonnen werden. Zusätzlich müssen die fettlöslichen Vitamine ergänzt und einer hepato-biliären Zirrhose soll mit der Gabe von Gallensäuren (Ursodesoxycholsäure) vorgebeugt werden. Ein Aufstau von Gallenflüssigkeit und Pankreassekret im Pankreas selbst führt zum Untergang der Langerhansschen Inseln und damit kann sich in Folge ein Diabetes mellitus manifestieren.

Die Manifestation in den Atemwegen stand sehr lange im Vordergrund und die Krankheitsbezeichnung *zystische Fibrose* weist auf den Umbau in der Lunge hin, der bei einem langen, nicht behandelten Verlauf eintritt. Durch Sekretretention kommt es zu rezidivierenden Infektionen und sowohl zu Atelektasen wie auch Ektasien. Aufgrund eines chronischen Entzündungsgeschehens wird die Lunge fibrotisch umgebaut und kann zunehmend schlechter ihrer Aufgabe des Gasaustauschs nachkommen. Durch die nun entstehende chronische Hypoxie werden weitere Organsysteme in Mitleidenschaft gezogen. In den oberen Atemwegen bilden sich vermehrt Polypen und nach Ausbildung der Nasennebenhöhlen eine Pansinusitis. Eine frühzeitige konsequente Sekretolyse und Infektionsprophylaxe kann für eine stabile Lungensituation sorgen und damit für längeres Leben und Lebensqualität für diese Patienten. Nach langer Diskussion ist aus diesem Grund die Mukoviszidose im Programm des Neugeborenen-Screenings aufgenommen worden, obwohl dafür keine kausale Therapie angeboten werden kann. Aber durch die frühzeitige Erkennung kann für diese Patienten erheblich an Lebensqualität gewonnen werden.

Alpha-1-Antitrypsinmangel (α1-AT-Mangel)

Durch eine falsche Faltung des Proteins Alpha-1-Antitrypsin (α1-AT) in den Leberzellen kommt es zu einem Mangel im peripheren Blut, da es nicht entsprechend ausgeschleust werden kann. Von der Erkrankung gibt es – abhängig vom Phänotyp – unterschiedliche Formen und Schweregrade. Die Folge ist, dass die elastischen Fasern in den Alveolen destruiert werden und sich zunehmend ein schweres Lungenemphysem ausbildet. Im Säuglingsalter steht zunächst die Akkumulation des veränderten Proteins in den Leberzellen im Vordergrund. Dies führt zunächst zu einem Anstieg der Transaminasen und im Verlauf zu einer Schädigung der Leber durch Cholestase und Leberzirrhose. Bislang stehen nur eine Lebertransplantation und, bei fortgeschrittenen Schäden der Lunge, eine kombinierte Leber-Lungentransplantation als Therapie zur Verfügung. Noch experimentell ist zurzeit die Zelltransplantation von Hepatozyten. Der Genort ist bekannt und eine homozygote Form (Protease-Inhibitor ZZ) hat eine Prävalenz von 1:1.500. Transaminasenerhöhung und Cholestase sollten an diese Erkrankung denken lassen. Die Diagnose kann mit einer Bestimmung von α1-AT im Serum gestellt werden. Nachfolgend ist dann die Phänotypisierung erforderlich.

Chronische Bronchitis

Von einer chronischen Bronchitis wird gesprochen, wenn ein Kind nach einem Infekt mehr als acht Wochen ununterbrochen hustet. Begonnen hat die Erkrankung meist mit einem banalen Virusinfekt. Die Erkrankung ist nicht auf erneute Infekte zurückzuführen. Die chronische Bronchitis tritt häufig bei Neugeborenen auf, die in ihrer Abwehrlage etwas geschwächt sind oder deren Atemwege ohnehin schon verändert sind. Mit zunehmender Größe wird die Problematik geringer. Grund dafür scheint das Wachstum der Bronchien zu sein.

Allergische Erkrankungen

Mit zunehmendem Lebensalter nehmen auch die allergischen Erkrankungen zu, meist stehen zunächst Erkrankungen der Haut und Nahrungsmittelunverträglichkeiten im Vordergrund. Bei all diesen Erkrankungen spielen genetische Prädisposition und Umweltfaktoren eine wichtige Rolle. Aber ein kausaler Zusammenhang zwischen häufigen Bronchitiden und der Entwicklung eines Kleinkindasthmas ist noch nicht endgültig wissenschaftlich gesichert. Allerdings sind bakterielle Infektionen als Auslöser identifiziert, weitere unspezifische Reize, wie Kälte oder Zigarettenrauch, können jedoch gemieden werden. Bei Verdacht soll eine ausführliche Diagnostik initiiert werden, um Erkrankungen mit ähnlicher Symptomatik wie Fremdkörperaspiration, Mukoviszidose und weitere chronische Erkrankungen auszuschließen. Eine Therapie nach dem Stufenschema ist rasch zu etablieren, um die Erkrankung möglichst auf dem niedrigsten Level zu halten.

6.5 Atemregulation

Apnoe und unreifes Atemmuster bei Frühgeborenen

Ein sehr großer Anteil an Frühgeborenen unter 29 SSW entwickelt Apnoen, Bradykardien und nachfolgend Hypoxämien. Die Langzeitentwicklung wird nach den aktuellen pathophysiologischen Überlegungen besonders durch Letztere beeinträchtigt. Dabei ist die Prognose auch von der Zeit der Hypoxämien abhängig. Wenn diese länger als eine Minute dauern, ist dies mit einem schlechteren Outcome assoziiert. (Poets et al., 2015) Damit sind kognitive und motorische Beeinträchtigungen im Alter von 18 Lebensmonaten, eine höhere Retinopathie prematuorum (ROP)-Rate und der Tod jenseits von 36 Wochen gemeint.

Als Ursachen für die unreife Atmung werden neben einem verminderten Lungenvolumen die unreife Reaktion auf eine Hypoxie, eine wahrscheinlich deutlich höhere Reizschwelle für einen CO_2-Anstieg und die Erschöpfung des Zwerchfells angenommen. Der kleinere Durchmesser der Atemwege und weichere Strukturen führen rasch zur Obstruktion der oberen Atemwege. Beim Sistieren des Luftstroms ist auch ein Kollaps der Atemwege möglich.

Die Antwort auf die Hypoxie entspricht dem Verhalten intrauterin. Die Reduktion des Sauerstoffgehalts geht mit einer Verminderung der Atemanstrengungen einher. Bis etwa 38 SSW reagieren Frühgeborene auf Verminderungen des Sauerstoffgehalts entsprechend. Nur eine minimale Reduktion des Sauerstoffanteils kann zur Zunahme von Hypo- und Apnoen führen. Auch auf Veränderungen des CO_2 reagieren die Früh- und Neugeborenen. Dabei ist die Differenz zwischen Apnoe und Eupnoe nur 1–1,5 mmHg, bei Erwachsenen beträgt sie 3,5 mmHg. Dadurch fällt beim Kind rascher der CO_2 getriggerte Atemantrieb weg. Dies macht sich dann besonders in Schlafphasen bemerkbar.

Weitere Faktoren sind die noch nicht ausreichende Koordinationsfähigkeit bei der Nahrungsaufnahme, um Saugen, Schlucken und Atmen gleichzeitig zu synchronisieren, sowie ein erniedrigtes Lungenvolumen, das durch Apnoen verringert wird. Um kollabierte Areale wieder nutzen zu können, ist eine vermehrte Atemanstrengung erforderlich. Dies kann wiederum zur Ermüdung des Zwerchfells führen. Entzündungen und oxidativer Stress führen zu Veränderungen der Lungenstruktur, aber auch dazu, dass periphere Chemorezeptoren und die zentralen Strukturen im Hirnstamm beeinflusst werden.

Durch den frühzeitigen Einsatz von Methylxanthinen (Coffein, Theophyllin) kann die Atemtätigkeit beeinflusst werden. Dabei spielen neben der Stimulation des Atemzentrums auch Wirkungen auf die Darmperistaltik sowie auf antiinflammatorische und antiobstruktive Komponenten eine Rolle. Die Atemarbeit kann zudem noch durch atemunterstützende Therapien, wie CPAP oder High-Flow-Systeme, verbessert werden. Die Bauchlagerung mit leichter Oberkörperhochlagerung hat zumindest vor Therapiebeginn einen Vorteil, da die noch instabile Thoraxwand ventral etwas gestützt wird. Eltern sollte immer erklärt werden, dass diese Lagerung zu Hause mit einem erhöhten Risiko für den plötzlichen Kindstod assoziiert ist und daher nicht genutzt werden soll. Wenn Kinder länger in der Klinik die Bauchlagerung gewöhnt waren, müssen sie vor der Entlassung in Rückenlage liegen und damit die häusliche Schlafposition gewohnt sein.

7 Erkrankungen des Herz-Kreislaufsystems

7.1 Angeborene Fehlbildungen

Grundlage: Embryologie der Herzentwicklung

In Deutschland haben jährlich ca. 6.000–8.000 Neugeborene und damit etwa 1 % aller Neugeborenen einen angeborenen Herzfehler. Es ist die größte Gruppe an angeborenen Fehlbildungen überhaupt.

> **Definition**
>
> Als Fehlbildungen werden strukturelle Auffälligkeiten des Herzens und der intrathorakalen Gefäße bezeichnet, die potentiell oder auch tatsächlich bedeutsame Auswirkungen auf das Herz-Kreislaufsystem haben.

Durch Abfaltung und Drehung um die eigene Achse entstehen aus den Kiemenbogenarterien die Strukturen des Herzens und der großen Gefäße. Der Prozess ist komplex und findet in der Zeit vom 19. bis 44. Tag post ovulationem statt. Die Veränderungen lassen sich damit zeitlich genau zuordnen. Sie entstehen zu einem Zeitpunkt, bei dem eine Schwangerschaft für die Mutter noch nicht gesichert oder noch unbekannt ist.

Direkt nach der Geburt werden Herzfehler als kritisch bezeichnet, wenn sie nicht ausreichend kompensiert werden können. Nach Geburt oder nach Verschluss der fetalen Blutwege (*ductus ateriosus* und *foramen ovale*) gibt es für die pathologischen Phänomene keinen Ausgleich mehr. Um die Prognose etwas einschätzen zu können, gibt es auch noch eine Einteilung nach Schweregraden. Dabei werden jeweils die einzelnen Fehler aufgeführt. Kombinierte Herzfehler mit mehreren Einzelphänomenen sind damit nicht erfasst und müssen somit individuell beurteilt werden. Kritische Herzfehler sind dabei immer als schwere Fehler definiert. Dabei handelt es sich um Veränderungen, bei denen der Lungenkreislauf oder Körperkreislauf von dem Fortbestehen des *ductus arteriosus* abhängig ist, Formen mit nur einer funktionellen Herzkammer, Transposition der großen Gefäße oder einer totalen Lungenvenenfehlmündung mit Stenose.

Eine Übersicht über die Häufigkeit von angeborenen Herzfehlern gibt es in der PAN-Studie (Lindinger et al., 2010; ▶ Tab. 7.1).

In dieser Übersicht wurden etwa 65 % als milde, 30 % als moderate und 13 % als schwere angeborene Herzfehler deklariert. Die meisten Herzfehler können auch in der pränatalen Diagnostik erkannt werden. Abhängig von der Erfahrung des Untersuchers, der Gerätetechnik und auch der Lage des Kindes können schon während des Ersttrimesterscreenings viele schwere Herzfehler erkannt werden. Wenn zudem Risikofaktoren bekannt sind, kann eine Detektionsrate bis zu 50 % bei den kritischen Herzfehlern erreicht werden. Wie auch bei anderen Auffälligkeiten können die Eltern auf die Diagnose und Therapie vorbereitet und ggf. auch ein entsprechendes Zentrum für Entbindung und Behandlung ausgewählt werden.

Tab. 7.1: Häufigkeit von angeborenen Herzfehlern (vgl. Lindinger et al., 2010, S. 324)

Angeborener Herzfehler	Prävalenz
Ventrikelseptumdefekt	52,7
Vorhofseptumdefekt	18,3
Pulmonalstenose	6,6
Ductus arteriosus persistens	4,6
Aortenisthmusstenose	3,9
Atrioventrikulärer Septumdefekt	2,7
Fallot'sche Tetralogie	2,7
Aortenstenose	2,4
Transposition der großen Arterien	2,3
Univentrikuläre Herzen	1,5
Hypoplastisches Linksherz	1,5
Rechter Doppelauslassventrikel	1,1
Pulmonalatresie + Ventrikelseptumdefekt	0,7
Totale Lungenvenenfehleinmündung	0,6
Truncus arteriosus communis	0,5
Morbus Ebstein; partielle Lungenvenenfehleinmündung; kongenital korrigierte Transposition; Pulmonalstresie – Ventrikelseptum intakt; unterbrochener Aortenbogen; partieller atrioventrikulärer Defekt	jeweils < 0,5
Sonstige	3,4
Alle angeborenen Herzfehler	107,6

7.2 Probleme in der neonatalen Periode

Nach der Geburt muss die Umstellung des fetalen Kreislaufs auf den normalen gelingen. Manche kritische Herzfehler werden nun detektiert, da ein stabiler Kreislauf nun vom *ductus ateriosus* abhängt. Aber nicht jeder Herzfehler hat eine Zyanose oder demaskiert sich mit einem Herzgeräusch. Die Symptome eines Herzfehlers sind vielfältig und zeigen meist an, dass es nicht ausreichend Kompensationsmöglichkeiten gibt. Auffällig sind zunächst Zeichen, die sehr offensichtlich sind, wie starkes Schwitzen, stöhnendes Exspirium, hohe Herzfrequenz oder ein auffälliges Präkordium (Anteil der Brustwand über dem Herzen): Der Herzschlag ist besonders gut zu palpieren oder sichtbar, die Rippen sind vorgewölbt, abgeschwächte oder auch fehlende Pulse sind beobachtbar. Andere Zeichen deuten nur indirekt auf eine Herzinsuffizienz, da sie auch bei anderen Erkrankungen als Symptom auffällig werden: Trinkschwäche, unzureichendes Gedeihen, Oligo- oder Anurie und Ödeme. Weitere fallen nur bei einer gründlichen klinischen Untersuchung auf: Hepatomegalie, Ergüssen in den serösen Höhlen, Laktatazidose, gestörte Mikroperfusion oder pathologische Blutdruckwerte. Aufgrund der vielseitigen Symptomatik muss häufig auch an eine Erkrankung des Herzens gedacht und ggf. ausgeschlossen werden. Seit 2017 ist in Deutschland regelhaft ein Pulsoxymetrie-Screening (G-BA, 2016b) Bestandteil der Vorsorgeuntersuchung und sollte nach 24–48 Stunden post partum stattfinden, bei einer ambulanten Geburt auch schon vier Stunden nach der Geburt. Die Messung ist an einem Fuß vorzunehmen (postductal). Die Bewertung ist:

> **Bewertung des Screenings**
>
> ≥ 96 % normal
> 90–95 % Kontrolle nach zwei Stunden, wenn < 96 %, ist das Screening auffällig
> < 90 % ist das Screening auffällig bzw. positiv

Bei einem positiven Befund soll unmittelbar eine kinderärztliche Untersuchung mit Echokardiographie erfolgen. Wenn dabei die Diagnose eines kritischen Herzfehlers gestellt wird, sollten die nun folgenden therapeutischen Maßnahmen die Aufrechterhaltung eines stabilen Kreislaufs unterstützen:

- Wiederherstellung der fetalen Kreislaufverhältnisse mit Transport von Mischblut durch:
  - Offenhalten bzw. Wiedereröffnung des *ductus artiosus* durch Medikamentengabe, ggf. auch Einlage eines Stents
  - Eröffnen des *foramen ovale* mit einem Rushkind-Manöver, soweit kein ausreichender Shunt vorhanden ist
- Stabilisieren der Kreislaufverhältnisse
  - Initial Volumengabe im Schock
  - Kreislauftherapie mit Medikamenten (Diuretika, Inotropika, Nachlastsenker, Vasodilatoren, Betablocker)
- Verbesserung der Oxgenierung durch:
  - Intubation und Beatmung
  - Zugabe von Sauerstoff
  - Damit kann die Oxygenierung verbessert und ggf. auch der pulmonale Widerstand gesenkt werden, aber auch der *ductus art.* verschlossen werden.

Eine sofort einsetzende Therapie ist bei mittelgradigen und leichten Herzfehlern nicht erforderlich. Eine Überwachung sollte eingeleitet werden, um Veränderungen zu erkennen, die ein Eingreifen erforderlich machen. Limitierend für die Therapie ist häufig die Frage, ob operative Eingriffe möglich sind. Dabei sind häufig Körpergröße und Entwicklung des Kindes die Faktoren, die z. B. den Einsatz einer Herz-Lungenmaschine oder eines Herzkatheters nicht ermöglichen. In solchen Fällen muss auch frühzeitig über eine palliative Therapie mit den Eltern gesprochen werden.

7.2.1 Einzelne Herzfehler nach Häufigkeit

- *Ventrikelseptumdefekt*
  Häufigster Herzfehler, meist auffällig mit einem Systolikum. Der Schweregrad und damit die Problematik ist lage- und größenabhängig, klappennahe große Defekte sind schwerwiegender, kleine Defekte im muskulären Anteil prognostisch günstig.
  - Diagnose wird mit Echokardiographie gestellt
  - Therapie bei großen Defekten: Verschluss im 1. Lebenshalbjahr, wenn von der Lage her möglich auch katheterinterventionell, sonst operativ. Kleine muskuläre Defekte verschließen sich sehr häufig spontan. Entscheidend für

das Vorgehen ist auch, wie ausgeprägt das Shuntvolumen ist.
- *Vorhofseptumdefekt*
Sehr häufiger Defekt, nach Lage im Septumbereich unterschiedliche Prognose und Bezeichnungen, jedoch ist in der Regel selten eine Therapie vor dem 2. Lebensjahr erforderlich. Meist mit Links-Rechts-Shunt und nur selten lässt sich ein leises Systolikum über der Pulmonalklappenebene auskultieren.
  - Nachweis in der Regel mit Echokardiographie
  - Therapie, wenn erforderlich, mit Patch oder einem katheterinterventionellen Verschluss. Für die meisten Defekte, die im Bereich der *fossa ovalis* liegen, gilt: Kleine Defekte bis 4 mm verschließen sich von allein, 4–8 mm zeigen einen unterschiedlichen Verlauf, > 8 mm werden meist behandlungsbedürftig.
- *Pulmonalstenose/-atresie*
Probleme des rechten Ausflusstraktes mit sehr variabler Ausprägung: Stenose mit unterschiedlichen Gradienten, letztendlich ist davon die Therapie abhängig. Bei deutlich eingeschränktem Fluss ist zunächst ein Offenhalten des *ductus artiosus* erforderlich. Alle Varianten können in der Echokardiographie diagnostiziert werden. Eine hochgradige Stenose oder aber Atresie kann mit einer Klappensprengung mit Ballonkatheter oder Klappenersatz behandelt werden. Mit einem intakten Ventrikelseptum liegt ein kritischer Herzfehler mit Zyanose vor. Es findet sich ein Rechts-Links-Shunt auf Vorhofebene mit Dilatation des rechten Vorhofs. Für eine pulmonale Durchblutung ist ein Links-Rechts-Shunt über den *ductus artiosus* notwendig. Eine Atresie mit Ventrikelseptumdefekt ist die Maximalvariante einer Fallot'schen Tetralogie. Der Kreislauf ist ductusabhängig und muss zwingend operativ korrigiert werden.
- *Ductus arteriosus persistens*
Sehr häufiger Defekt mit unterschiedlicher Ausprägung. Häufig ist es nur ein verzögerter Verschluss ohne klinische Relevanz. Die Neugeborenen fallen meist mit einem deutlichen Systolikum ohne Sättigungsverlust auf.
  - Die Diagnose kann in der Echokardiographie gestellt werden.
  - Eine Therapie ist abhängig von Größe und Shuntvolumen. Wenn keine pulmonale Belastung und in der peripheren Durchblutung nur antegrade Flussprofile gemessen werden, ist zunächst eine Beobachtung möglich. Ein hämodynamisch wirksamer *ductus arteriosus* kann medikamentös oder auch mit einer Ligatur verschlossen werden. Bei größeren Kindern ist auch katheterinterventionell der Verschluss möglich. Vor einem Verschluss muss aber ein von der ductusabhängigen Durchblutung bestehender Herzfehler ausgeschlossen sein.
- *Aortenisthmusstenose/unterbrochener Aortenbogen*
Isthmusstenose entsteht meist mit Verschluss des *ductus arteriosus*. Der Aortenbogen ist an unterschiedlichen Stellen unterbrochen oder stark eingeengt und je nach Abgang der Bogenarterien wird nach Typ (A, B, C) unterschieden. Ein komplett unterbrochener Aortenbogen ist meist mit einem VSD vergesellschaftet. Klinisch fällt eine Minderdurchblutung der unteren Körperhälfte mit leichter Zyanose, abgeschwächten Femoralispulsen und Blutdruckdifferenz zwischen Armen und Beinen auf. Die Ausprägung kann unterschiedlich sein. Bei kritischen Formen ist die komplette untere Körperhälfte minderdurchblutet mit den entsprechenden Komplikationen der nicht versorgten Organe: Azidose, Leberversagen, Anurie und NEC, was letztendlich zu einem kardiogenen Schock und zum Tod führen kann.
  - Die Diagnose kann mit einer Echokardiographie gestellt werden.
  - Die Therapie besteht in einer operativen Korrektur, wobei die Dringlichkeit

nicht vom Befund abhängig ist. Bis dahin ist eine Prostaglandintherapie zum Offenhalten des *ductus arteriosus* erforderlich.
- AV-Malformation
Häufiger Herzfehler, oft bei einer Trisomie 21, nicht kritisch, azyanotisch, mittelgradig bis schwere Defekte in unterschiedlicher Ausprägung mit Anteilen im Vorhof- und Kammerseptum, oft auch kombiniert mit Defekten im Bereich der AV-Klappen. Meist besteht ein großer Links-Rechts-Shunt, der zu einer Lungenüberflutung führt. Im Verlauf bildet sich eine Herzinsuffizienz aufgrund der Volumenbelastung des rechten Herzens aus.
  - Der Fehler ist in der Echokardiographie gut darstellbar.
  - In der Regel operativ zu korrigieren, meist zunächst eine medikamentöse Therapie wegen Herzinsuffizienz bis zur operativen Versorgung. Der OP-Zeitpunkt ist vom Ausmaß des Defekts und häufig auch von der Größe des Kindes abhängig.
- Weitere seltene Fehler sind zumindest bei guter Technik und idealen Schallbedingungen pränatal diagnostizierbar und damit einer direkt postnatalen Versorgung gut zuführbar. Dazu zählen: Transposition der großen Arterien, univentrikuläre Herzen, hypoplastisches Linksherz, rechter Doppelauslassventrikel, Morbus Ebstein sowie ein unterbrochener Aortenbogen. Bei Lungenvenenfehlmündungen und z. T. Pulmonalatresien ist es schwierig, diese bereits sicher fetal nachzuweisen.

> **Merke**
>
> Der häufigste angeborene zyanotische Herzfehler ist eine D-Transposition der großen Blutgefäße.

7.2.2 Rhythmusstörungen

Bradykard

Bradykarde Herzrhythmusstörungen sind zunächst ein Alarmsymptom und an sich keine Diagnose. Eine zugrundeliegende Hypoxie muss ausgeschlossen sein, um nach anderen Ursachen zu suchen, da diese zunächst beseitigt sein muss. Sonstige Ursachen für bradykarde Störungen sind im Reizleitungssystem zu suchen und entweder eine Sinusknotendysfunktion oder durch einen höhergradigen AV-Block (II. bis III. Grades) bedingt.

Grundlage für diese Veränderungen können angeborene Herzfehler oder beim AV-Block ein Lupus erythematodes der Mutter sein. Diese Erkrankung kann unter Umständen erst mit der Diagnose eines AV-Blocks beim Neugeborenen bei der Mutter diagnostiziert werden. Die Therapie besteht in der Implantation eines permanenten Schrittmachers. Wenn es aus verschiedenen Ursachen nicht möglich ist, kann auch ein externer Schrittmacher angelegt werden. Die Komplikationsrate ist deutlich höher, z. B. aufgrund einer Dislokation der Elektroden oder einer Infektion. Eine medikamentöse Therapie mit einem Betemimetikum (Ocriprenalin) kann probiert werden. Frequenzen > 60, mit schmalen Kammerkomplexen und chronotroper Kompetenz, erlauben bei sonst asymptomatischen Kindern ein abwartendes Verhalten.

Tachykard

Die meisten tachykarden Störungen beruhen auf akzessorischen Leitungsbahnen außerhalb des AV-Knotens, die in oder außerhalb des Knotens zu kreisenden Erregungen zwischen Vorhof und Kammern führen. Dafür typisch sind abrupter Beginn und Ende, außerdem eine relativ starre Frequenz. Vorhoftachykardien werden häufig unregelmäßig übergeleitet und sind seltener die zugrundeliegende

Störung. Schon präpartal auftretende Tachykardien sistieren meist kurz nach der Geburt, die Neugeborenen sollten zunächst mit einem EKG überwacht werden, um frühzeitig erneut auftretende tachykarde Phasen zu erkennen.

- Diagnostik: 12-Kanal-EKG, Echokardiographie
  Labor: Elektrolyte (Natrium, Kalium, Calcium, Magnesium), Schilddrüse, ggf. Medikamente (z. B. Theophyllin, Coffein), Ausschluss physiologischer Ursachen (Hyperthermie, Unruhe, Schmerz, Volumenmangel), Injektion von Adenosin, um ein Vorhofflattern von der supraventrikulären Tachykardie zu diskriminieren.
- Behandlung: Ausnutzen des »Diving«-Reflexes, Kühlkissen, Atemwege verlegen, kühles Getränk, wenn eine bekannte AV-Reentry-Tachykardie vorliegt, möglichst frühzeitig.
  Unter Reanimationsbereitschaft auf einer Intensivstation können erfolgen: Adenosin-Injektion (großes Gefäß, rasche Injektion), elektrische Kardioversion, anschließend medikamentöse Therapie und Monitorüberwachung. Dabei gilt, dass tachykarde Störungen nicht sofort zu einer Herzinsuffizienz führen und für das betroffene Kind häufig sehr unangenehm sind. Sie sollten möglichst zeitnah unterbrochen werden, wenn die notwendige Diagnostik zuvor erfolgt ist.
- Prognose: Meist medikamentöse Behandlung für ein Jahr mit regelmäßigen Kontrollen des EKG und ggf. auch Medikamentenspiegeln, danach Ausschleichen der Therapie, ggf. kardiales Mapping und Veröden der akzessorischen Bahnen

Bei fetalen Tachykardien kann schon eine medikamentöse Therapie über die Mutter erfolgen, besonders wenn sich Zeichen einer Herzinsuffizienz im fetalen Ultraschall zeigen. Nach der Geburt müssen diese Kinder überwacht und eventuell nach Befund weiter therapiert werden.

Persistierender fetaler Kreislauf (Persistierender *ductus arteriosus* (PDA), Persistierende Fetale Circulation)

Hierbei handelt es sich nicht um einen Herzfehler oder um eine Erkrankung, die nur das Organsystem Herz betrifft. Vielmehr ist das Zusammenspiel von Lunge und Herz gestört, was aber einen erheblichen Krankheitswert haben kann. Durch einen erhöhten Widerstand in der Lungenstrombahn kommt es zur Wiedereröffnung des DA. Ursachen dafür können sein: Alveoläre Hypoxie (z. B. durch Mekoniumaspirationssyndrom (MAS), Atemnotsyndrom (ANS), Pneumothorax, Pneumonie, Sepsis, Geburtsasphyxie), linksventrikuläre (LV)-Dysfunktion, kardiovaskulärer Schock, Hyperviskositätssyndrom, Hypoglykämie, Hypocalcämie sowie Hypothermie. Häufig sind es Kombinationen der einzelnen Faktoren, die dann die Probleme bereiten. Sofern noch nicht komplett geschlossen und sofern der Druck im Pulmonalsystem höher als der Systemdruck ist, kann es zur Strömungsumkehr im DA kommen, d. h. es besteht nun ein Rechts-Links-Shunt über den DA und die Lunge wird schlechter durchblutet. Durch die verminderte Sauerstoffversorgung bleiben die fetalen Blutwege geöffnet. Zyanose, Hypovolämie und niedriger Systemdruck sowie niedriges Herzzeitvolumen (HZV) begünstigen die Zunahme der intrapulmonalen Shunts. Vasoaktive Substanzen und der Euler-Liljestrand-Reflex führen weiter zur reduzierten Lungenperfusion. Es resultiert ein *circulus vitiosus* (Teufelskreislauf), der sich weiter unterhalten kann, wenn er nicht therapeutisch unterbrochen wird. Die Therapie besteht in der Sicherstellung einer guten Sauerstoffaufnahme, der Behandlung des Grundleidens und ggf. dem Verschluss des DA – medikamentös oder operativ nach Ausschluss eines ductusabhängigen Vitiums. Häufig liegen strukturell normale Pulmonalgefäße mit Reaktion auf eine akute alveoläre Hypoxie vor. Seltener ist eine primär zugrundeliegende Lungenparenchymerkrankung als Ergebnis eines abnormen vaskulären Remodelling-Prozesses, z. B. lang andauernder fetaler Stress, Hypoxie, starke Lungenperfusion oder eine idiopathische pulmonale Hypertonie, der Grund für die Veränderung.

Die Vermeidung der direkt beeinflussbaren Faktoren bzw. eine frühzeitige und konsequente Behandlung helfen, die Probleme eines persistierenden fetalen Kreislaufs nicht erst zu bekommen.

Kardiomyopathien

Diese sind im Neugeborenenalter ein seltenes Krankheitsbild, das in zwei Gruppen unterteilt werden kann: dilatativ und hypertroph. Es wird zudem zwischen primär, nur das Herz betreffend, und sekundär, mit systemischen Erkrankungen, unterteilt.

Hypertrophe Kardiomyopathien zeichnen sich durch eine unangemessene Zunahme der Muskelmasse aus, dilatative Kardiomyopathien sind durch Verringerung der Kontraktilität durch Zunahme der Lumen der Herzkammern charakterisiert. Dabei wird als Hypertrophie die Zunahme der Muskelmasse auf mehr als zwei Standardabweichungen der körperoberflächenbezogenen Norm gewertet. Die dilatativen Erkrankungen fallen durch eine Insuffizienz auf, häufig noch kompensiert, so dass es sich oft um einen Zufallsbefund handelt.

Bei einer *hypertrophen Kardiomyopathie* ist die diastolische Funktion gestört, da die Kammern nur unzureichend gefüllt werden. Mit Frequenzsteigerung versucht das Herz seine Funktion aufrechtzuhalten. Dadurch kommt es zum erhöhten Sauerstoffverbrauch und die koronare Flussreserve wird aufgebraucht. Damit und mit der möglicherweise längeren Perfusionsstrecke kann es zu subendokardialen Ischämien kommen. Auch die Papillarmuskeln können davon betroffen sein. Aufgrund der eingeschränkten Funktion entsteht eine Mitralinsuffizienz. Folgen können Rhythmusstörungen und plötzlicher Herztod sein.

- Diagnostik: Echokardiographie, EKG, ggf. Thoraxaufnahme
- Therapie: Kinder diabetischer Mütter bleiben in der Regel ohne Therapie, da sich die Hypertrophie spontan zurückbildet. Bei einer Steroidtherapie bilden sich nach Absetzen der Therapie die Veränderungen zurück. Sonst gibt es nur in Ausnahmefällen (M. Pompe, Enzymersatztherapie) spezifische therapeutische Ansätze. Bei einer umschriebenen Septumhypertrophie kann operativ eine Myektomie durchgeführt werden. Herzersatztherapien und Transplantation sind bei progredienten Verläufen die Möglichkeit, um eine dauerhafte Herzfunktion zu gewährleisten.

Bei einer *dilatativen Kardiomyopathie* ist die systolische Auswurfleistung verringert. Durch die verminderte Kontraktilität werden die Lumen der Kammern vergrößert. Zunächst ist meist der linke Ventrikel betroffen. Folglich dilatiert der atrioventrikuläre (AV)-Klappenring und es kommt zur Herzinsuffizienz mit Rückstau im rechten Herzen. Folgen sind auch intrakavitäre Thromben in den vergrößerten Herzhöhlen und Rhythmusstörungen.

- Diagnostik: Echokardiographie, Langzeit-EKG, ggf. Herzkatheteruntersuchung
- Therapie: Es kommt zu spontaner Besserung nach feto-fetalem Transfusionssyndrom, Asphyxie und nach Substitution von Mangelerkrankungen. Eine symptomatische Therapie der Herzinsuffizienz erfolgt mit Diuretika, Inotropika, Nachlastsenkern und Betablockern. Herzersatztherapien und Transplantation sind die verbleibenden Möglichkeiten bei progredienten Verläufen.

7.3 Infektionen

Eine Myokarditis ist eine entzündliche Infiltration des Myokards mit Nekrose oder Degeneration von Myozyten durch Viren. Typische Erreger sind: Enteroviren, ECHO, Polio, Parvovirus B19, Adeno, Herpes, CMS, Epstein Barr, Influenza, Varizellen, Mumps, Masern, Röteln, Hepatitis B und C, RS sowie HIV. Bakterien und Protozoen sind selten die Ursache. Eine Sonderform gibt es bei einem neonatalen Lupus, wenn die Mutter erkrankt ist und Autoantikörper hat.

Die meisten Infektionen lösen eine interstitielle Entzündung aus, die die Myozyten schädigt. Daraus resultiert eine Kontraktionsstörung und damit kommt es zu einer reduzierten Herzleistung. Diese versucht der Körper durch Sympathikusaktivität auszugleichen mit Tachykardie und peripherer Vasokonstriktion. Dadurch muss die nicht vorhandene Herzleistung gesteigert werden. Der *circulus vitiosus* führt zu einer zunehmenden Herzinsuffizienz. Die pathophysiologischen Vorgänge sind denen bei einer dilatativen Kardiomyopathie ähnlich. Die betroffenen Myozyten werden auch durch Fibroblasten und Narbengewebe ersetzt, so dass zunehmend weniger funktionelles Myokard zu Verfügung steht. Klinisch sind die Zeichen einer Infektion bis zum Vollbild einer foudroyanten Sepsis zu sehen. Herzrhythmusstörungen in allen Formen bis zum plötzlichen Tod, als eine Form der Erstmanifestation, sind möglich.

- Diagnostik: Echokardiographie, Röntgenbild des Thorax, MRT, Erregernachweis mit PCR, evtl. Herzkatheter mit Biopsie

Entsprechende Veränderungen können in der Echokardiographie als unspezifische Insuffizienz gesehen werden. In der Röntgenaufnahme zeigt sich dies als vergrößerte Herzkontur. Im Labor sind unspezifische Entzündungszeichen und die Erhöhung von Troponin, NT proBNP und Kreatininkinase Hinweise für die Erkrankung. Im Herzkatheter kann mit einer Biopsie die entsprechende Veränderung in der Histologie nachgewiesen werden. Letztendlich gelingt mit PCR-Untersuchungen der Nachweis eines Auslösers. Im MRT kann der Nachweis entzündlicher Veränderungen gefunden werden. Jedoch gibt es noch wenig Erfahrung im Vergleich zu Erwachsenen.

- Therapie: Zunächst wird eine Behandlung der Insuffizienz angestrebt, wobei die Behandlung an den akuten Verlauf angepasst werden muss. Bei vorhandenen Rhythmusstörungen müssen diese intensiv medikamentös oder aber mit Schrittmachern therapiert werden. Ein Fortschreiten der Herzinsuffizienz soll vermieden werden. Bei ausgeprägten Befunden wird eine Therapie mit Organersatzsystemen durchgeführt. Die beste Prognose dieser Verfahren haben Patienten mit einer Myokarditis. Im Einzelfall kann eine antivirale Therapie und Gabe von Immunglobulinen vorteilhaft sein, wobei es bislang keine sicher belegten Daten für diese Therapieformen gibt. Eine immunsuppressive Therapie kommt bei Autoantikörpern in Frage.

7.4 Chronische Erkrankungen

- *Kawasaki-Syndrom (auch mukokutanes Lymphknotensyndrom)*
  Es besteht eine systemische Vaskulitis mit einer nekrotisierenden Entzündung der Gefäßmuskulatur, besondere Bedeutung hat diese Entzündung in den Koronararterien, die zur Bildung von Aneurysmen neigen, die anschließend Thrombosen entwickeln können. Für die Diagnose sind mindestens vier der Hauptsymptome erforderlich:
  - Unspezifisches stammbetontes Exanthem
  - Beidseitige Konjunktivitis
  - Lacklippen und Erdbeerzunge, Enanthem und Rhagaden
  - Meist einseitige zervikale Lymphknotenschwellung
  - Rötung und Schwellung von Händen und Füßen, nach Abklingen membranöse Schuppung der Fingerspitzen

  Die Behandlung besteht in einer frühzeitigen Gabe von Immunglobulinen und Acetylsalicylssäure, um eine Thrombenbildung zu vermeiden. Bei Koronarschädigung ist eine langfristige kinderkardiologische Betreuung erforderlich.

- *Marfan-Syndrom*
  Durch eine multisystemische Bindegewebsschwäche kommt es zu Veränderungen am Skelettsystem, den Augen und dem kardiovaskulären System. Eine häufige Komplikation ist die Entwicklung von Aortendissektionen und -aneurysmen, besonders im Bereich der Bauchaorta. Eine frühzeitige Diagnose und ggf. Behandlung bestimmen die Prognose im Wesentlichem mit. Da es sich um eine autosomal dominante Erkrankung handelt, ist für die Erkennung die Familienanamnese wichtig.

- *Williams-Beuren-Syndrom*
  Es ist ein angeborenes neuropädiatrisches Fehlbildungssyndrom, bei dem häufig auch das kardiovaskuläre System betroffen ist. In den großen Arterien finden sich häufig Stenosen. Nach klinischer Bedeutung sind rekonstruktive Eingriffe an den Gefäßen oder die Einlage von Stents notwendig, um die Stenosen zu beseitigen.

8 Erkrankungen des Verdauungssystems

Neben der morphologischen Entwicklung des Verdauungssystems sind die neuronale Ausreifung für Motilität und Saugen, die Ausbildung von Enzymsystemen für die Digestion und Resorption von Nährstoffen und das Mikrobiom (▶ Kap. 3) für ein erfolgreiches Zusammenspiel der enteralen Ernährung erforderlich. Mit etwa 20 SSW ist die Entwicklung der anatomischen Strukturen abgeschlossen. Danach können die ersten aktiven Verdauungsenzyme nachgewiesen werden. Erste Saugbewegungen werden mit 22 SSW, eine aktive Koordination von Saugen und Schlucken erst mit 32–34 SSW beobachtet. Immunantwort und bakterielle Besiedlung hängen von Ernährungsbeginn und Nahrung entscheidend ab. Ein erfolgreicher Nahrungsaufbau hängt mit der Motilität und dem Absetzen von Mekonium zusammen. Die grünlich-schwarze, zähe Masse aus Galle, Zelldetritus, Lanugohaaren und Muccopolysacchariden wird nach und nach durch Übergangsstuhl ersetzt. Passagebeginn und -dauer sind von der Reife des Kindes abhängig. Unreife bedeutet einen verzögerten Beginn und eine längere Phase, bis das Mekonium vollständig ausgeschieden ist. Verzögerte Passagezeiten oder kein Absetzen von Mekonium können ein Hinweis auf angeborene Erkrankungen des Gastrointestinaltrakts sein.

8.1 Angeborene Fehlbildungen

Angeborenen Stenosen finden sich im gesamten Intestinum, jedoch mit unterschiedlicher Häufigkeit und zeitlichem Auftreten. Einige Fehlbildungen sind auch mit weiteren Veränderungen an anderen Organen assoziiert. Hinweis auf eine Passagestörung kann die Ausbildung eines Polyhydramnions vor der Geburt sein. Alle hochgradigen Stenosen und Atresien führen zu einer Ileussymptomatik, die kinderchirurgisch behandelt werden muss. Etwa jeweils 40 % aller Atresien im Darmbereich bestehen im Ösophagus und Dickdarm.

Ösophagusatresie

Unmittelbar nach der Geburt fallen diese Kinder durch massives Speicheln und schaumiges Sekret auf, beim Absaugen ist die Passage in den Magen nicht möglich, da nach wenigen Zentimetern ein federnder Widerstand besteht. Aspiration von Fruchtwasser und Speichel mit entsprechender Symptomatik ist möglich. Bei einem Polyhydramnion ist daher die diagnostische Sondierung der Ösophagus notwendig.

Es gibt eine Einteilung der unterschiedlichen Typen nach Voigt, wobei der häufigste Typ IIIb (ca. 85 %) pränatal nicht durch fehlende Magenfüllung und Polyhydramnion auffällt. Dabei handelt es sich um einen oberen Blindsack mit trachealer Fistel zum Magen. Daher ist intrauterin die Magenblase mit Flüssigkeit gefüllt und kann im Ultraschall als solche dargestellt werden. Beweisend ist eine Röntgenaufnahme mit eingelegter Magensonde in den oberen Blindsack, die sich dort aufrollt. Gleichzeitig fehlende Gasfüllung von Magen und Gastrointestinaltrakt spricht gegen das Vorhandensein einer Fistel. Ist eine solche vorhanden, kann es zu einer Ventilsituation kommen, bei der die Gasfüllung des Magen-Darm-Trakts über zunehmenden Druck auf das Zwerchfell die Belüftung der Lunge und die Atmung erschwert. Dies kann bis zur Ateminsuffizienz führen und eine dringliche Indikation für ein operatives Vorgehen darstellen.

Die Atresie muss operativ korrigiert, die Fistel verschlossen werden (nach dem vorherigen Ausschluss von weiteren Verbildungen im Sinne einer VACTERL (Vertebro Anal Cardial Tracheal Esophageal Renal Limb)-Assoziation). Dabei können Fehlbildungen von Wirbelsäule und Extremitäten, des Herzens, der Luft- und Speiseröhre und im Bereich des Anus auftreten. Das Auftreten ist meist sporadisch, d. h. bislang ist noch keine sichere genetische Veränderung bekannt.

Bis zur operativen Korrektur soll eine Ablaufsonde im oberen Anteil einliegen, mögliche Elektrolytverschiebung und Azidose ausgeglichen und bei fraglichen Aspirationsereignissen eine antibiotische Therapie begonnen werden.

Duodenalatresie

Die in anatomischer Sicht nächste Stenose betrifft das Duodenum, dabei sind unterschiedliche Ursachen möglich. Das Duodenum kann von außen eingeengt werden durch einen Volvulus (Achsendrehung des Darmes um die Mesenterialwurzel), Pankreas anulare oder Verwachsungen (Ladd'sche Bänder) nach unvollständiger Rotation des Darms. Neben einer kompletten Atresie können noch Septen oder Membranen das Lumen so sehr einengen, dass es zur Ileussymptomatik kommen kann. Hinweisend auf eine dort lokalisierte Problematik ist das »Double-Bubble«-Phänomen im Röntgenbild. Neben der Magenblase findet sich noch eine weitere Luftblase bei einem sonst luftleeren Darm. Klinisch fallen diese Patienten auch meist durch ein eingefallenes Abdomen auf. Je nach Lage der Stenose kann der Reflux in den Magen galliges Sekret enthalten, wenn die Stenose nach der Mündung des Gallengangs liegt, oder aber weitgehend klaren Magensaft aufweisen. Das operative Vorgehen wird durch den vorliegenden Befund bestimmt. Es wird die Kontinuität des Magen-Darm-Traktes wiederhergestellt und für einen Abfluss der Galle und des Pankreassekrets gesorgt, z. B. durch eine seitliche Anastomose des Magenausgangs an das Jejunum nach der Stenose.

Pankreas anulare

Bei dieser Form der Doudenalstenose hat sich der ventrale Anteil des Pankreas nicht zurückgebildet. Die Stenose liegt immer im pars descendens des Duodenums und die Mündung des Pankreasgangs proximal der Stenose. Daher ist in diesem Fall der Reflux immer gallig. Durch Seit-zu-Seit-Anastomosen vor und nach der Stenose wird das Hindernis beseitigt, das Pankreas anulare wird belassen.

Gallengangatresie

Ein länger bestehender Ikterus (3.–6. Lebenswoche) und möglicherweise auch acholische Stühle sollten immer an eine Gallengangatresie denken lassen. Dabei ist besonders auch das direkte Bilrubin erhöht. Der Urin ist dunkelbraun wegen der verstärkten Urobilinogen-Ausscheidung. Zunächst sind die Kinder noch wenig beeinträchtigt, mit zunehmender Cholestase kommt es zur Vergrößerung der Leber und deren Funktionseinschränkung. Wegen der intrahepatischen Cholestase wird das Parenchym zirrhotisch umgebaut. Vorausgehend ist eine Entzündungsreaktion, daher ist es schwierig, eine Differenzierung zwischen konnataler Hepatitis und Atresie zu treffen. Häufig ist es auch der Übergang von Entzündung zu mangelndem Abfluss der Galle. Eine weitere Differentialdiagnose ist der Alpha-1-Antitrypsinmangel. Um einen frühzeitigen Organuntergang zu verhindern, ist eine operative Möglichkeit des Gallenflusses zu schaffen. Dabei hängt es von dem operativen Befund ab, ob nur eine Y-Roux-Schlinge an die Gallenwege angeschlossen wird oder aber ob in der OP nach Kasai das Gallengangsbett angefrischt und eine Darmschlinge direkt an die Leber angeschlossen wird. Diese Form der Operation zieht häufig weitere Probleme mit Entzündung und Gewährleistung eines ausreichenden Gallenabflusses nach sich. Erfahrungen in der Diagnose und Therapie sind sehr wichtig, um frühzeitig und erfolgreich die Therapie zu beginnen Daher hat z. B. die Medizinische Hochschule Hannover ein Projekt mit Vergleichskarten für die Stuhlfarbe entwickelt, um frühzeitig Hinweise für eine Cholestase zu bekommen und damit die Diagnose stellen zu können.

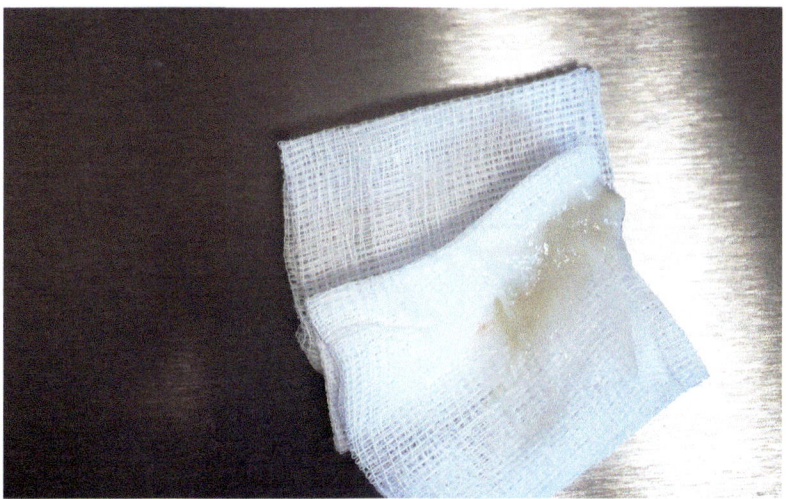

Abb. 8.1: Acholischer Schleim, immer zu finden, wenn keine Galle beigemischt ist, hier bei einer Colonatresie

Colonatresie/-stenose

Im Dickdarmbereich treten die meisten Veränderungen anal und rektal auf. Veränderungen im Bereich des Colonrahmens sind von der Häufigkeit über die Anteile ascendes, transversum und descendes etwa gleich verteilt und, wie im Bereich des Dünndarms, selten. Operativ wird durch Anastomosen die Kontinuität hergestellt. Hinsichtlich Motilität und Ausbildung von Stenosen kann keine Prognose gegeben werden.

Analatresie

Die meisten Fehlbildungen im Bereich des Dickdarms sind anorektale Malformationen, die aus einer Atresie, variabel ausgeprägt, und möglichen Fisteln zum Urogenitalsystem sowie aus Fehlbildungen im Bereich der ableitenden Harnwege und auch der Wirbelsäule bestehen können. Diese Kinder haben zunächst einen tiefen Ileus und nach Fistel eine Durchmischung von Mekonium mit Urin oder einen Mekoniumabgang über die Harnröhre. Unterschiedlich nach Gesamtbild der Fehlbildung kann zunächst ein Colostoma bis zur endgültigen Korrektur angelegt werden. Eine Primärkorrektur ist von der Höhe der Atresie und Fistelbildung abhängig. Insgesamt ist es eine aufwendige und anspruchsvolle Operation, bei der durch Elektrostimulation versucht wird, die Sphinktermuskulatur zu finden und somit die Voraussetzungen für eine spätere Kontinenz zu schaffen. Für die Beurteilung des Ausmaßes ist eine Bildgebung (mit Röntgen und Sonographie) von Rektum, Fistel und Harntrakt erforderlich. Häufig ist ein zweizeitiges Vorgehen mit zunächst der Anlage eines Stomas und, bei ausreichender Größe, der endgültigen Korrektur erforderlich (▶ Abb. 8.2; ▶ Abb. 8.3).

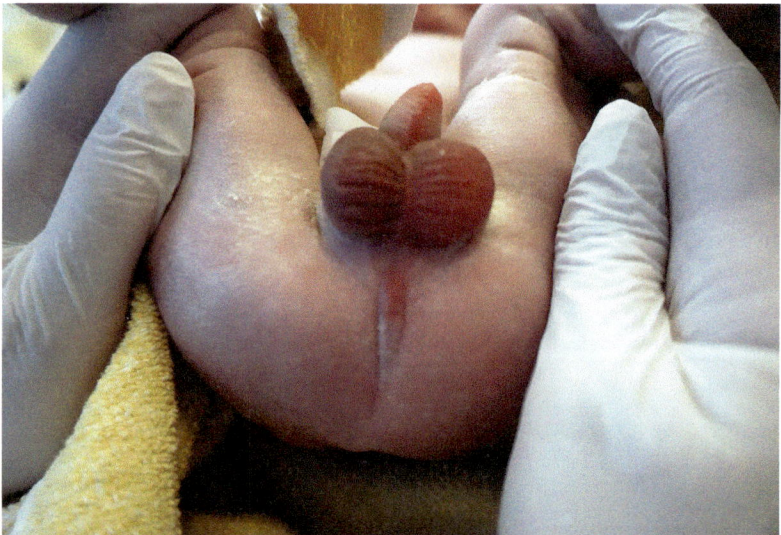

Abb. 8.2: Analatresie (männlich)

Volvolus

Falls bei der Darmdrehung eine Störung bestanden hat oder ein Mesenterium commune vorhanden ist, kann es zur Verdrehung der Darmschlingen kommen. Dabei entsteht eine Ileussymptomatik. Galliges Erbrechen, aufgetriebenes Abdomen, kollikartige Bauchschmerzen und blutiger Durchfall können die Symptome sein. Mit einer Laparotomie kann die Diagnose gesichert und die Verdrehung aufgelöst werden.

Mesenterialhernie

Diese Fehlbildung ist meist asymptomatisch. In seltenen Fällen können sich Darmschlingen in Anteilen des großen Netzes einklemmen und eine Ileussymptomatik hervorrufen. Ein Teil der Patienten bleibt bis ins Erwachsenenalter symptomlos. Mit Hilfe einer Operation kann eine solche Hernie gelöst werden. Nachfolgend sind die Patienten beschwerdefrei (▶ Abb. 8.4).

8.1 Angeborene Fehlbildungen

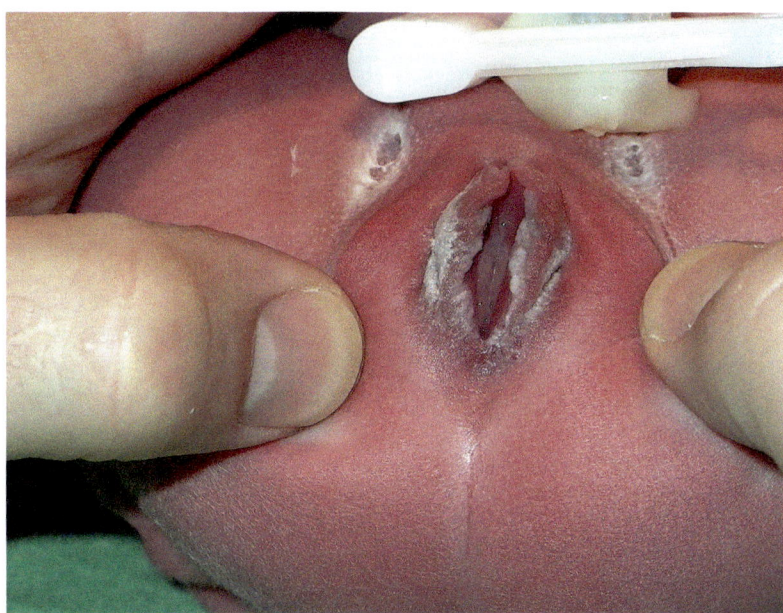

Abb. 8.3: Analatresie (weiblich)

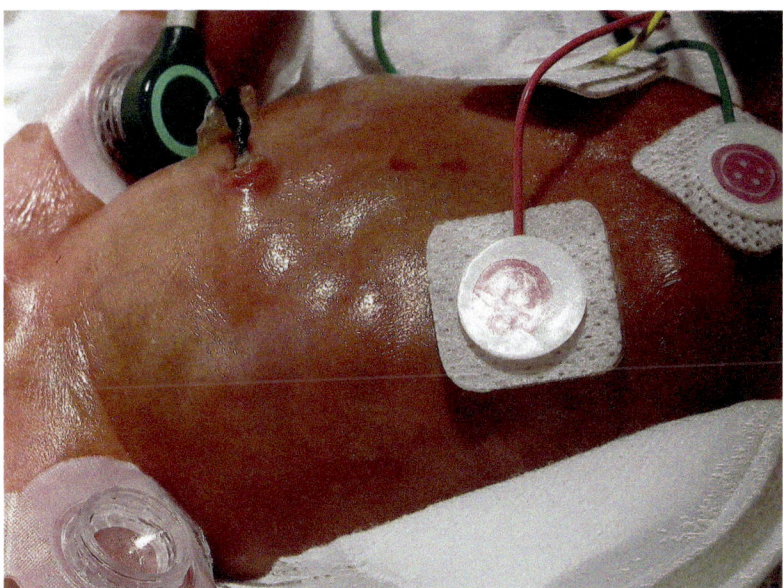

Abb. 8.4: aufgetriebenes Abdomen mit sichtbaren Darmschlingen

Mikrozvilli

Bei dieser angeborenen Störung der Wandstrukturen im Darm kommt es zu einem unzureichenden Aufbau der Zotten, weniger der Krypten. Dieser führt zu einer deutlich verminderten Anzahl der Zotten und auf diesen ausgebildeten Mikrovilli im Darmlumen. Die Resorption von Glucose und Elektrolyten ist vermindert, die Osmolarität im Darm erhöht. Diese Kinder haben ein erhebliches Problem, die Glukohämostase aufrechtzuerhalten. Wegen der erhöhten Osmolarität im Darmlumen kommt es zu regelmäßigen Durchfällen und Elektrolytverlusten. Das Kind kann nicht gedeihen. Funktionell hat das Kind ein Kurzdarmsyndrom und ist letztlich nur mit Hilfe einer Darmtransplantation zu retten. Diese Erkrankung ist sehr selten.

Neuronale intestinale Dysplasie

Damit wird eine Störung der Innervation des Darmes beschrieben. Es können unterschiedliche Schichten (submuköse und myenteriale Plexi) betroffen sein. Dabei fehlen entweder die Ganglien oder aber die Synapsen. Das klinische Bild ist eine deutlich verzögerte Darmpassage und häufig Stuhlverhalt. Für eine Form mit Beeinträchtigung der parasympathischen Nervenfasern ist das Krankheitsbild als Morbus Hirschsprung bekannt. Bereiche ohne ausreichende Innervation sind enggestellt und der Darmbereich davor erheblich dilatiert. Durch Biopsien der entsprechenden Bereiche kann die Diagnose gestellt werden. Abhängig von der betroffenen Strecke kann eine Entfernung des Abschnitts eine Besserung ermöglichen. Häufig sind konservative Maßnahmen nicht ausreichend. Ein einigen Fällen scheint es sich nur um eine Reifeverzögerung zu handeln, die sich im Verlauf bessert. Andererseits wird von Assoziationen zur Colitis ulcerosa berichtet. In der Online-Datenbank für bekannte genetische Veränderungen werden bislang zwei unterschiedliche Formen geführt:

- 243180: Visceral neuropathy, familial, 1, autosomal recessive (VSCN1) (OMIM®, 2021a)
- 619465: Visceral neuropathy, familial, 2, autosomal recessive (VSCN2) (OMIM®, 2021b)

Bauchdeckenanomalien

Es gibt zwei Anomalien, die mit einem unvollständigen Verschluss der Bauchdecke einhergehen. Beide sind im Rahmen der pränatalen Diagnostik detektierbar und eine gezielte Planung der Geburt ist möglich. Bei einer Gastroschisis sind Anteile des Darms durch eine Bruchlücke rechts des Nabels enventiert (▶ Abb. 8.6; ▶ Abb. 8.9). Ursache ist eine unzureichende Ausbildung des Coeloms in der Embryonalphase. Der Darm befindet sich dabei im Fruchtwasser. Auch fehlt der mittlere Anteil der Bauchdecke. Bei einer Omphalozele dagegen ist es ein zentraler Defekt im Bereich des Nabels und der eventierte Darm ist mit Wharton'scher Sulze umhüllt (▶ Abb. 8.5). Der Defekt einer Gastroschisis ist kleiner als der einer Omphalozele und beträgt weniger als vier Zentimeter. Weiter gibt es Bauchdeckendefekte im Bereich der Faszien und Muskulatur, diese müssen jedoch nicht zeitnah versorgt werden.

Eine Gastroschisis sollte nach der Entbindung rasch operativ versorgt werden. Durch den langen Kontakt mit Fruchtwasser entsteht eine sterile Peritonitis mit einer Schwellung und Verhärtung der Darmwände. Daher werden die Kinder meist etwas vorzeitig per Sectio entbunden. Für dieses Vorgehen besteht keine gesicherte Evidenz. Eine Gefährdung durch Verletzungen des Darms und die Keimbesiedelung im Rahmen einer Spontangeburt ist jedoch nicht abzustreiten. Wegen dieser Infektionsgefahr, Flüssigkeitsverlust und weiterer Veränderungen der Darmwände, wenn sie nicht ausreichend feucht gehalten werden, wird das Kind direkt nach der Entbindung in eine sterile Tüte gesteckt und diese oberhalb des Defekts mit einem Zugband verschlossen. Die operative Versorgung wird nach den Vorbereitungen für eine Operation rasch vorgenommen. In der Regel findet man bei dem Operationssitus eine Malrotation des Darms. Häufig sind auch noch Atresien oder Stenosen in unterschiedlicher Form zu finden. Ziel ist immer ein primärer Verschluss der Bauchdecke, was in den meisten Fällen gelingt. Je nach Veränderung der Wandstrukturen kann nachfolgend der Nahrungsaufbau verzögert sein. Die Gastroschisis ist nicht mit weiteren Fehlbildungen assoziiert.

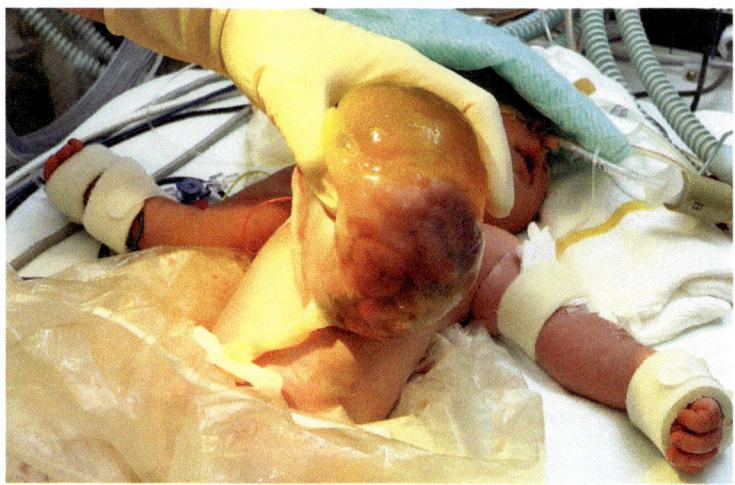

Abb. 8.5: Große Omphalozele nach Erstversorgung Vorbereitung für die operative Versorgung

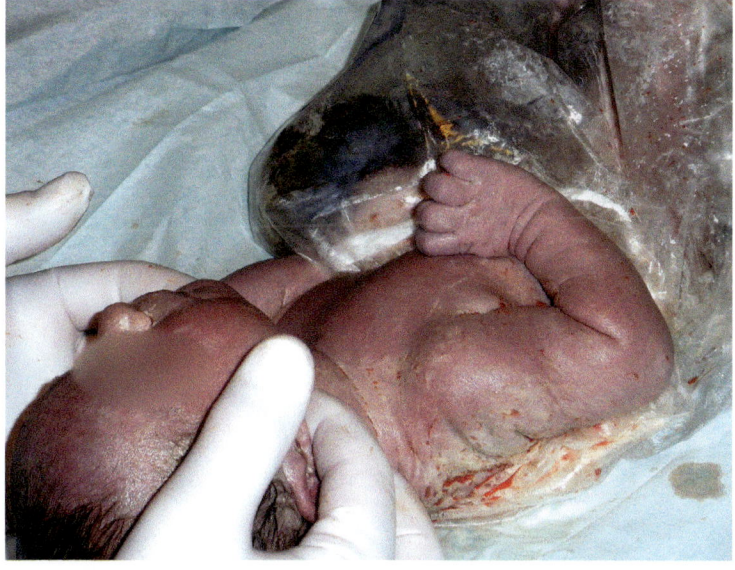

Abb. 8.6: Gastroschisis direkt nach Entbindung in steriler Tüte bis zur Operation verpackt

8 Erkrankungen des Verdauungssystems

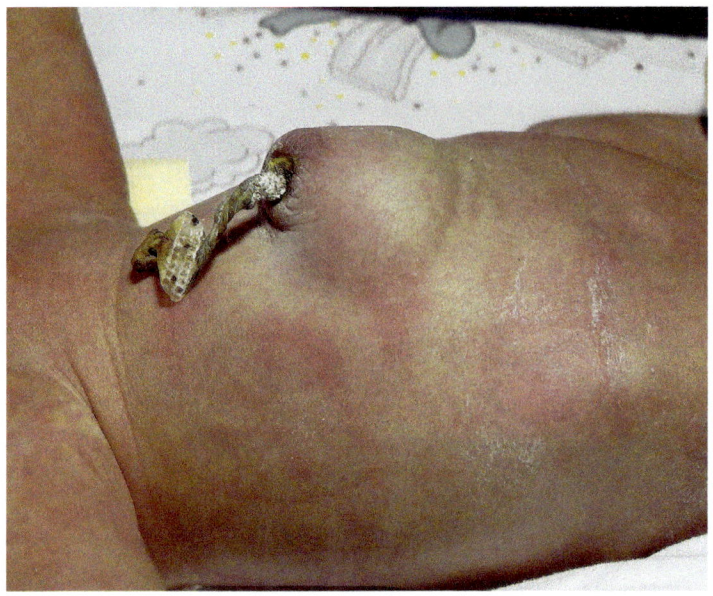

Abb. 8.7: Bauchdeckendefekt

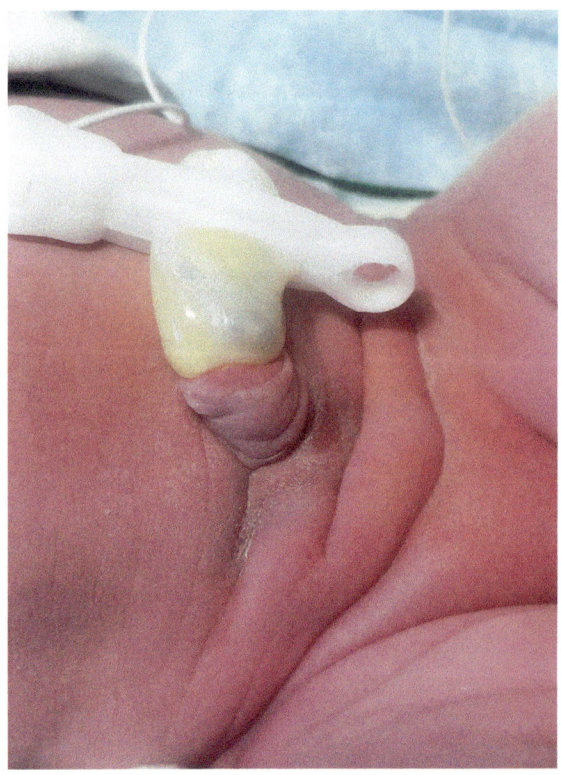

Abb. 8.8:
Bauchhautdystrophie

8.1 Angeborene Fehlbildungen

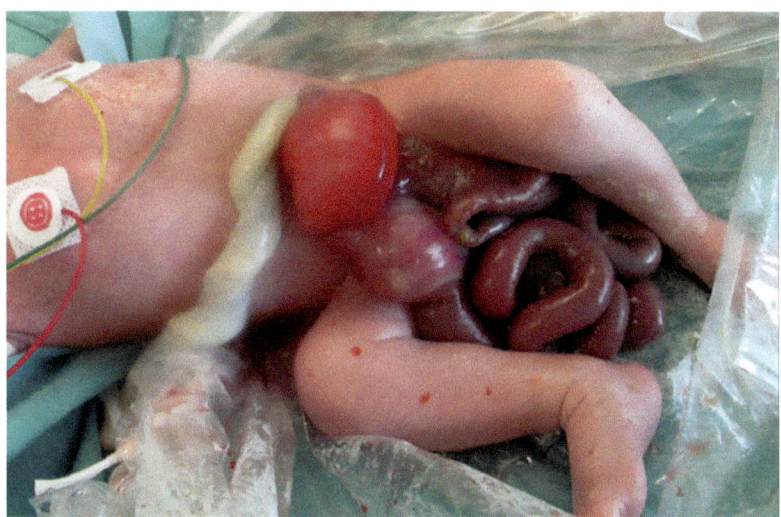

Abb. 8.9: Gastroschisis direkt vor OP mit einer Eventeration von Magen (mit Luftfüllung nach Primärversorgung und Intubation für OP), Leber, Dünndarm (hier: bereits veränderte Wandstrukturen)

Grundsätzlich schützt der Omphalozelensack die darin enthaltenen Strukturen. Auch hier wird eine rasche Versorgung angestrebt. Die Feuchtigkeit für die umgebende Wharton'sche Sulze ist wichtig, um sie flexibel zu halten. Es kann aber zu Rupturen kommen, die eine rasche Versorgung notwendig machen (▶ Abb. 8.10). Kleine Defekte können primär verschlossen werden, große müssen mit einer sterilen Abdeckung versorgt werden und mehrschrittig, mit zunehmender Dehnung der Bauchdecken, in die Bauchhöhle gebracht werden. Das Vorgehen ist dabei nach dem vorliegenden Befund individuell zu gestalten. Bei Omphalozelen findet man in etwa zwei Drittel der Fälle weitere Anomalien und auch chromosomale Aberrationen. In der Hälfte der Fälle sind Herzfehler beschrieben. Sofern keine pränatale Diagnostik möglich war, sollte vor einer operativen Versorgung noch entsprechende Diagnostik erfolgen.

> **Merke**
>
> Bei einer Omphalozele muss vor der operativen Versorgung nach weiteren Anomalien gesucht werden. Chromosomale Aberrationen und Herzfehler sind die häufigsten.

Im Bereich der unteren Bauchwand kann es zur Blasenekstrophie kommen, wobei die Blase nach außen hin offen liegt (▶ Abb. 8.13). Veränderungen von Genitale und Harnröhre liegen ebenfalls vor. Operativ wird eine Rekonstruktion von Harnblase und Harnröhre angestrebt. Komplikationen sind neben Infektionen, Harninkontinenz, sexuelle Dysfunktion und Rückstau in den Harnleitern.

Bei den anderen Veränderungen der Bauchdecken bzw. -haut wird im Verlauf der Entwicklung geschaut, ob eine operative Korrektur erforderlich ist.

8 Erkrankungen des Verdauungssystems

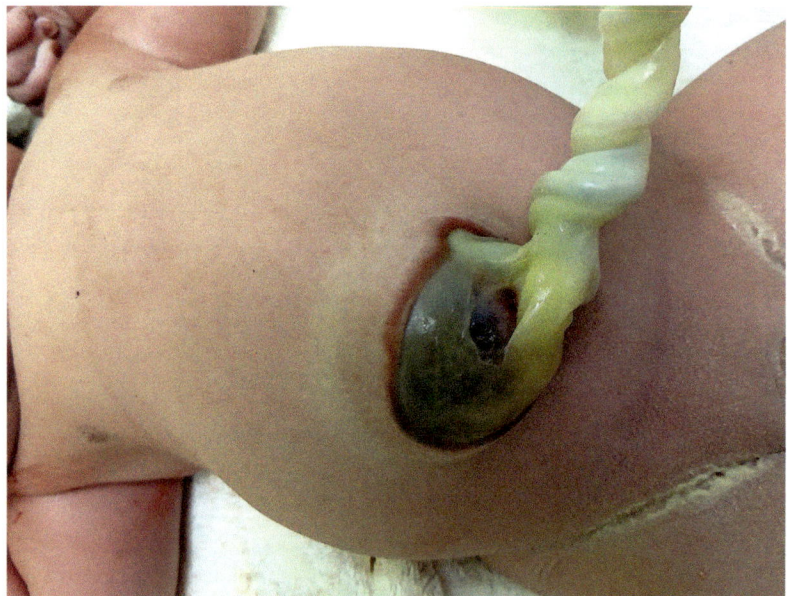

Abb. 8.10: Omphalozele mit Ruptur

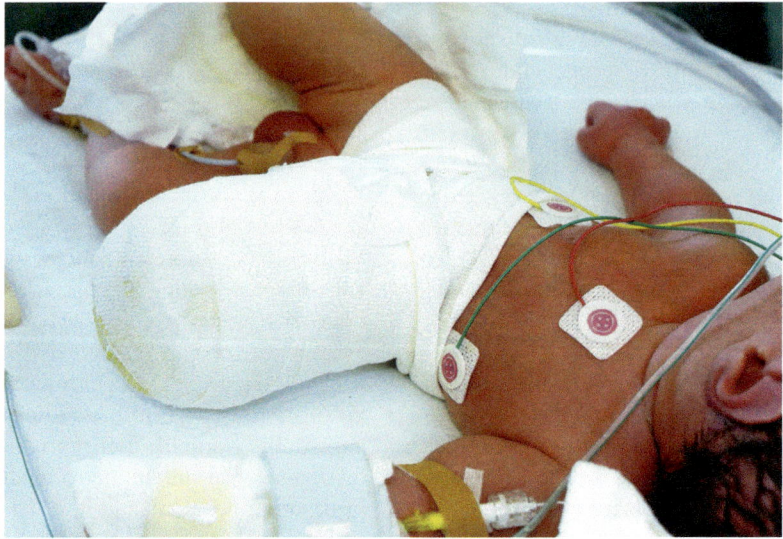

Abb. 8.11: Erste Versorgung der großen Omphalozele

8.1 Angeborene Fehlbildungen

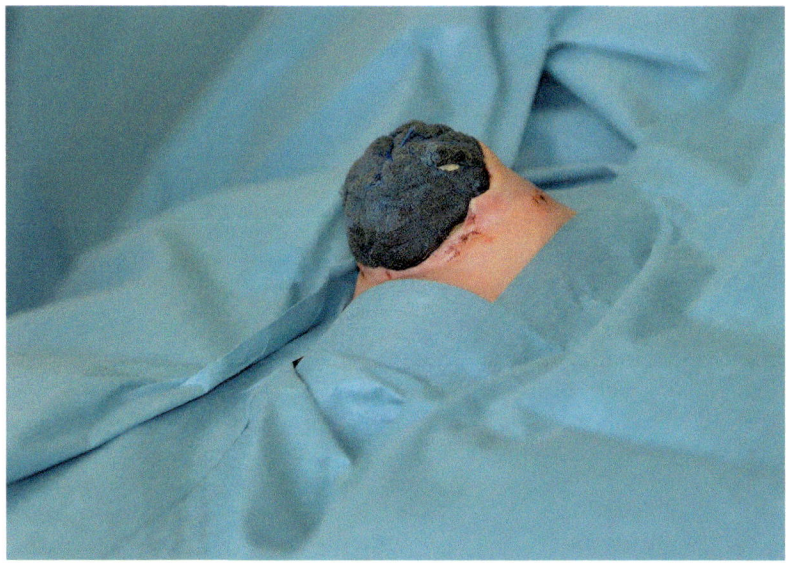

Abb. 8.12: Verlauf mit zunehmender Erweiterung der Bauchdecken, endgültiger Verschluss war nach etwa drei Monaten möglich

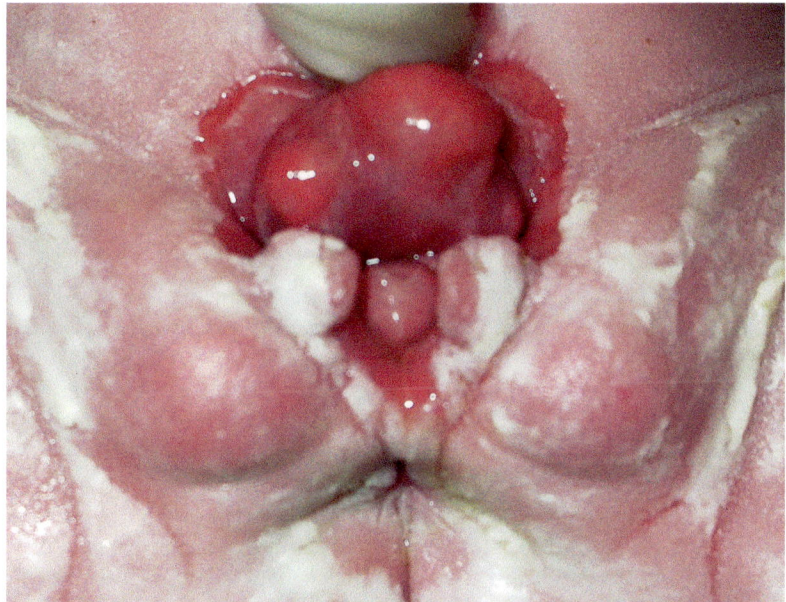

Abb. 8.13: Blasenesktrophie, Defekt unterhalb des Bauchnabels bis zur Harnröhre

8.2 Probleme in der neonatalen Periode

Neben den angeborenen Fehlbildungen können besonders noch infektiöse Erkrankungen in der Neonatalperiode Probleme machen.

NEC

Eine Kombination aus Durchblutungsstörung und Infektion bietet die pathophysiologische Grundlage für eine nekrotisierende Entero Colitis (NEC). Es ist meist eine Komplikation bei Frühgeborenen. Dabei spielen Phasen einer Minderdurchblutung oder ein enddiastolischer Nullfluss (z. B. bei einem persistierenden Ductus arteriosus), Stase des Darminhalts, fehlende Muttermilchernährung und viele weitere Faktoren zusammen. Es kommt zur Nekrose von Darmabschnitten und dort auch zu Perforationen mit nachfolgender Peritonitis. Der Verlauf lässt sich mit mehreren Stadien beschreiben, wobei das Stadium 1 noch reversibel ist. Bei Nekrose und Perforation muss der Darm operativ versorgt und meist ein Stoma angelegt werden. Schwer septisch verlaufende Fälle mit letalem Ausgang oder aber mit chronischen Ernährungsstörungen wegen eines Kurzdarmsyndroms sind möglich.

Meckeldivertikel

Eine unvollständige Rückbildung des Dottersackgangs in der Fetalphase kann zu unterschiedlichen Problemen führen, eines davon ist das Meckelsche Divertikel (▶ Abb. 8.14). Es ist eine Ausstülpung im Bereich des Ileums, die atope Magenschleimhaut enthält. Probleme können in jedem Lebensalter auftreten, eine Häufung ist im 2. Lebensjahr zu beobachten. Hauptsymptom sind schubweise Blutungen, selten auch Schmerzen. Die Therapie besteht in der Resektion des Divertikels, das bei einer diagnostischen Laparoskopie gefunden werden kann. Bei gezieltem Verdacht kann auch mittels Szintigraphie die ektope Magenschleimhaut nachgewiesen werden.

Mesenterialinfarkt

Eine sehr seltene Störung ist eine Durchblutungsstörung im Bereich des Mesenteriums. Abhängig vom Zeitpunkt des Infarktes kann es präpartal zu Atresien, besonders im Bereich des Dünndarms, kommen, die sich später mit Ileussymptomatik bemerkbar machen. Infarkte postnatal, mit einem akuten Erkrankungsbeginn, führen meist zu einer langstreckigen Nekrose, die zu einem Verlust des betroffenen Darmabschnitts führt. Das intraoperative Bild ähnelt einer NEC, die Schädigung ist deutlich ausgeprägter und es findet sich im Voraus keine Infektion. Es resultiert daraus ein Kurzdarmsyndrom, das von einer langfristigen parenteralen Ernährung abhängig ist. Mit der Möglichkeit einer Dünndarmtransplantation kann die Lebensqualität verbessert werden.

FIP

Mit der Abkürzung ist eine fokale intestinale Perforation beschrieben. Dabei geht man ätiologisch von kurzfristigen und lokal begrenzten Ischämien aus, die nachfolgend perforieren. Dabei gibt es Korrelationen zur extremen Unreife und Gabe von Medikamenten (Indometacin, Ibuprofen und gleichzeitig Cortikoide), die als Komplikation diese Form der Darmperforation haben. Allerdings entstehen die Perforationen auch spontan. Dabei ist meist nur ein verzögerter Nahrungsaufbau möglich und es besteht ein Mekoniumverhalt. Je nach Lokalisation und Ausprägung kann eine lokale Naht oder aber die Anlage eines Stomas notwendig sein. Die Prognose ist in der Regel gut (▶ Abb. 8.15).

8.2 Probleme in der neonatalen Periode

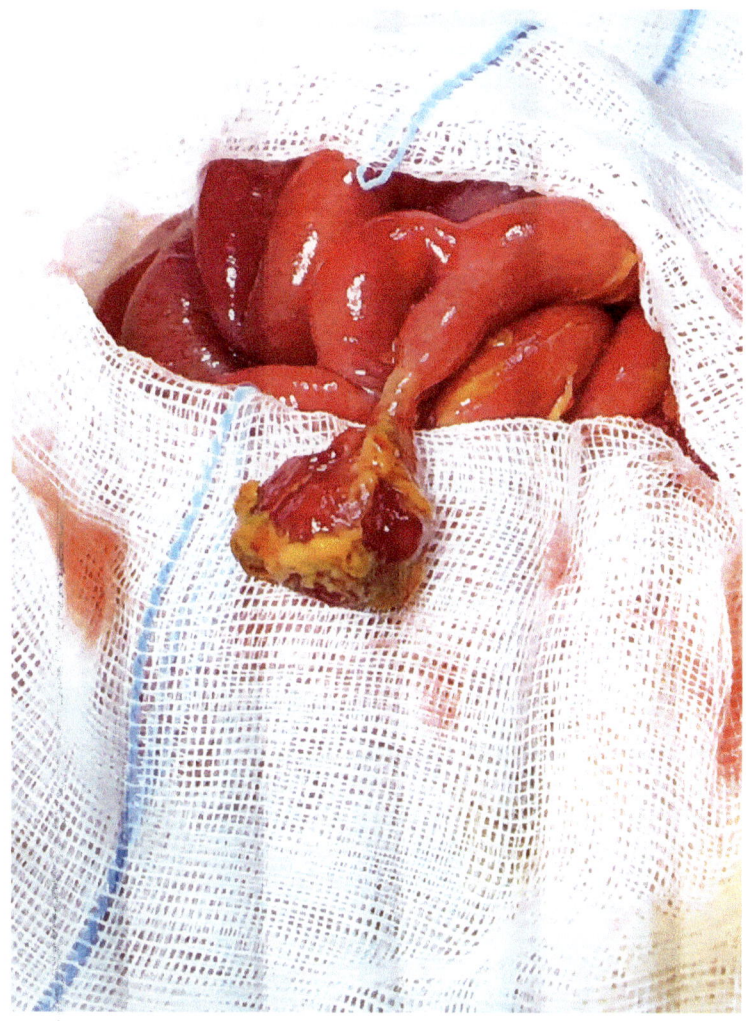

Abb. 8.14: Meckeldivertikel

Mekoniumpfropfsyndrom/-ileus

Die fehlende Ausscheidung von Mekonium kann erhebliche Probleme beim Nahrungsaufbau darstellen (▶ Abb. 8.16; ▶ Abb. 8.17). In der Regel sollte nach 12 Stunden nach Geburt die Ausscheidung von Mekonium beginnen, 99 % der Reifgeborenen und 95 % bei Frühgeborenen haben nach 48 Lebensstunden Mekonium abgesetzt. Bei einem längeren Verhalt ist sorgfältig nach der Ursache zu suchen.

Ein fester Pfropf, der sich nach digitaler Untersuchung oder Anspülen von rektal mobilisieren lässt, hat keine spezifische Ursache und auch keine weiteren Folgen. Bei Frühgeborenen, besonders noch bei zusätzlich dystrophen Kindern, kann das Mekonium über eine längere Strecke stark eingedickt und damit nicht mobil sein. Die explorative Laparotomie mit Ausstreichen des Darminhalts und nach Befund, ggf. mit Anlage eines Stomas, ist hier die Methode. Nach erfolgreichem Nahrungsaufbau und entsprechender Gewichtsentwicklung kann eine Rückverlagerung vorgenommen werden. Auch hier sind in den meisten Fällen keine weiteren Folgen zu bemerken. Bei Reifgeborenen kann der Verhalt von Mekonium ein Hinweis auf eine Mukoviszidose oder aber einen Morbus Hirschsprung sein. Das Screening auf die Mukoviszidose kann dadurch verfälscht sein, daher ist im Verlauf ein Schweißtest obligat. Anhaltende Probleme mit der Stuhlentleerung sollten dann ein Grund für eine Biopsieentnahme aus dem Rektum sein.

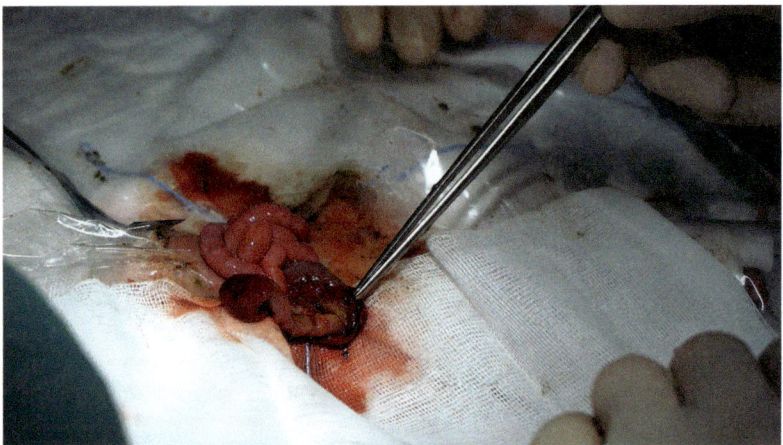

Abb. 8.15: FIP, OP-Situs mit intaktem Darm, rosig im Hintergrund, Pinzette zeigt die Perforationsstelle, Darm in der direkten Umgebung entzündlich verändert

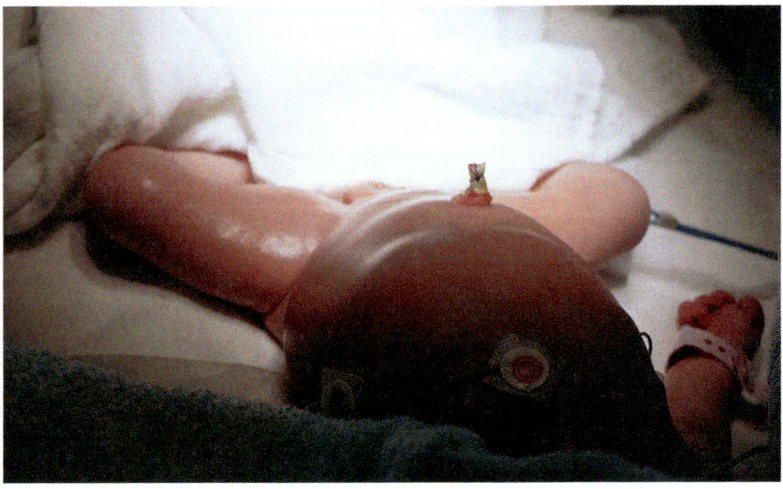

Abb. 8.16: Mekoniumileus, deutlich geblähte Darmschlingen und Vorwölbung der Bauchdecke

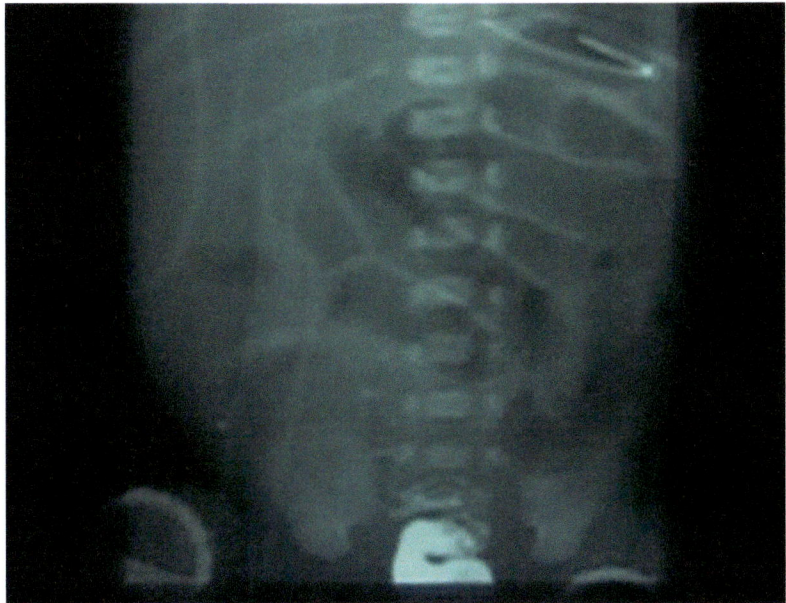

Abb. 8.17: Mekoniumileus, Röntgenbild mit reichlich luftgefüllten Darmschlingen

Hämatochezie

Eine rote Blutbeimengung im Stuhl kann ein Hinweis auf die bereits angeführten Erkrankungen (NEC, Mesenterialinfarkt, Meckeldivertikel, FIP) sein. Wichtig ist dabei die weitere Klinik, um den Befund einzuschätzen. In Fällen, bei denen es während der Geburt zum Verschlucken von Blut kommt, kann nach mehreren Tagen noch eine deutliche Hämatochezie auftreten. Anamnese und Klinik müssen kritisch betrachtet werden, um keine ernsthafte Erkrankung zu übersehen.

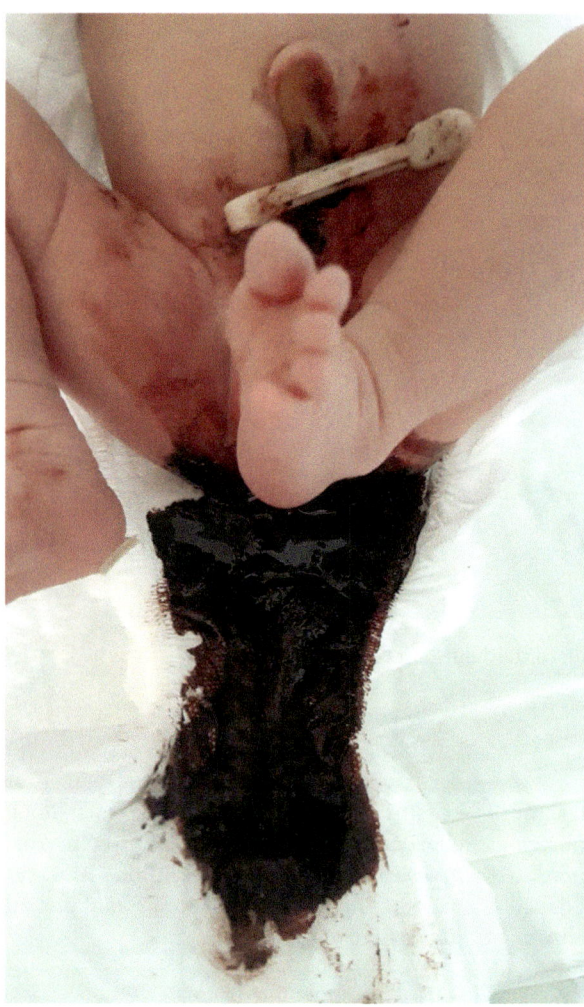

Abb. 8.18:
Hämatochezie nach vorzeitiger Plazentalösung, Kind hatte einen normalen Hb-Wert

8.3 Infektionen

Fehlbesiedelung

Auf die grundsätzliche Bedeutung des Mikrobioms für die Gesundheit des Individuums wurde bereits im Kapitel Ernährung eingegangen (▶ Kap. 3). Eine Reihe von nicht physiologischen Vorgängen nach der Geburt, besonders bei Frühgeburten, führt zur Besiedelung mit einem Mikrobiom, das im weiteren Verlauf Probleme bieten kann. Der Kontakt nach der Geburt zu vielen anderen Menschen neben der Mutter lässt die Besiedelung mit Bakterienstämmen zu, die im Rahmen einer physiologischen Entbindung mit nachfolgendem Bonding nicht erfolgt wäre. Man weiß inzwischen, dass nicht die vaginale Besiedlung der Mutter, sondern vielmehr deren Hautkeime eine wesentliche Rolle spielen. Für die Vermeidung von Infektionen und besonders der NEC werden Probiotika eingesetzt, d. h. Bakterienstämme, von denen man sich eine möglichst normale Darmflora erhofft. Für die anfängliche Besiedelung und Ernährung mit Milchnahrung haben sich Bifidus-Bakterien und Lacto-Bazillen durchgesetzt. Monopräparate zeigen nicht den gewünschten Effekt, daher werden Kombipräparate eingesetzt. Um ideale Wachstumsbedingungen zu haben, werden auch Präbiotika eingesetzt. Dies sind Kohlenhydrate, die für ideale Wachstumsbedingungen der gewünschten Besiedelung sorgen. In der eigenen Klinik ist damit die Rate der NEC-Infektionen deutlich zurückgegangen. Frühzeitiger Kontakt zur Mutter und die Ernährung mit der eigenen Muttermilch sind weitere Maßnahmen, um eine spezifische Besiedelung zu ermöglichen.

Clostridien

Eine Fehlbesiedlung mit häufig nachfolgender Erkrankung ist die Besiedelung mit Clostridien. Im Vordergrund stehen hartnäckige Diarrhoen, auch häufig nach Selektion des Keimspektrums durch Antibiotikatherapie. Der Botulismus wird durch das Bakterium Cl. botulinum ausgelöst und erzeugt eine ausgeprägt neurologische Symptomatik durch die Zerstörung der motorischen Endplatten. Botulinumtoxin ist eines der stärksten Neurotoxine. Im Säuglingsalter können auch die Sporen eine Erkrankung auslösen. Da Sporen auch im Honig enthalten sein können, darf im 1. Lebensjahr kein Honig gefüttert werden. Als eine mögliche Ursache für SIDS wird auch ein Botulismus diskutiert, der in Form einer Atemmuskellähmung den Tod herbeiführt.

8.4 Chronische Erkrankungen

Kurzdarmsyndrom

Hierbei handelt es sich um die Unfähigkeit des Restdarms, nach operativen Eingriffen ausreichend Nährstoffe und Flüssigkeit zu resorbieren. Die Behandlung besteht in einer Langzeit-parenteralen Ernährung mit den Problemen einer ausgewogenen Bilanzierung der Nährstoffe, Vitamine, Spurenelemente und Elektrolyte. Die Zugänge dafür sollen infektionsfrei und ohne Thromben bleiben. Hepato- und Nephropathie sind häufige Probleme, die in einem interdisziplinären Team behandelt werden müssen. Die resorptive Adaptation des Darmes bei Früh- und Neugeborenen ist sehr groß und kann bei wenig Restdarm, z. T. mit Darmverlängerungs-Operationen, im Verlauf auch wieder ausreichend werden. Damit ist die Nährstoffaufnahme für ein normales Wachstum und eine normale Entwicklung gemeint. Wenn die Darmfunktion wegen einer angeborenen Störung der Mirkovilli oder der Darmmotilität in gleicher Weise gestört ist, wird dies als chronisches Darmversagen bezeichnet.

Cholestase

Die Erkrankung bezeichnet einen nicht ausreichenden entero-hepatischen Kreislauf, d. h. die Ausscheidung und Reabsorption von Gallensäuren und deren Umbau im Verlauf führen zur Eindickung von Gallensäuren zwischen den Hepatozyten in den Kanikuli. Dadurch wird der Gallenfluss weiterhin gestört. Dies ist eine typische Folge von Langzeit-parenteraler Ernährung. Die Transaminasen, freien Gallensäuren und das direkte Bilirubin steigen an. Letzteres führt zu einem ausgeprägten Juckreiz der Haut und damit auch zu einer deutlichen Unruhe bei Säuglingen. Durch die Gabe von Gallensäuren (Ursodesoxycholsäure) kann der entero-hepatische Kreislauf wieder angeschoben werden, sofern eine enterale Gabe und Resorption möglich sind. Die Gabe ist über mehrere Wochen notwendig, bis sich die Blutwerte wieder normalisieren.

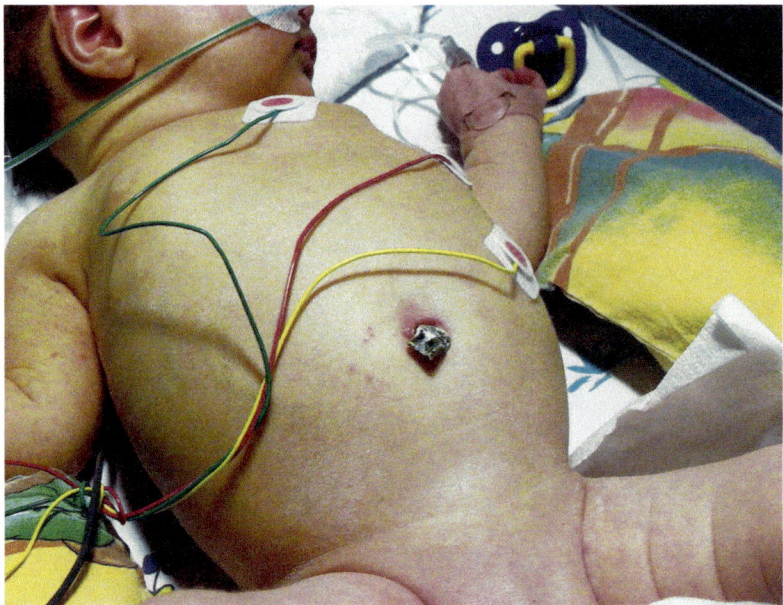

Abb. 8.19: Zeichen einer Cholestase mit ikterischem Hautcolorit, aufgetriebenem Abdomen und beginnender Venenzeichnung im Oberbauch

9 Erkrankungen der Nieren und Harnwege

9.1 Angeborene Fehlbildungen

Bislang waren angeborene zystische Fehlbildungen nach einer Klassifikation von Potter eingeteilt. Inzwischen sind mit molekulargenetischen Untersuchungen die zugrunde liegenden Störungen eindeutig zu klären. Zwei unterschiedliche Strukturen, das metanephorgene Blastem und die Ureterknospe, bilden durch Interaktion und aufeinander zuwachsend die Niere. Mehrere Gene haben Einfluss auf die Ausbildung und Entwicklung der endgültigen Strukturen. Mit etwa der 9.–10. Embryonalwoche ist die embryonale Entwicklung abgeschlossen. Eine fehlende Entwicklung beider Strukturen führt zur Nierenagenesie, die bislang nicht mit dem Leben vereinbar ist. Ein Oligohydramion vor der 20. Schwangerschaftswoche ist prognostisch ungünstig, da es fast immer mit einer schweren Lungenhypoplasie vergesellschaftet ist. Die bisherige Vorstellung, dass die Behinderung des Urinabflusses zu Nierenschädigungen führt, ist mit diesen Erkenntnissen verlassen worden. Etwa bei 1% der Neugeborenen findet man angeborene Fehlbildungen der Nieren und ableitenden Harnwege. Einen hohen Stellenwert für die pränatale Diagnostik hat dabei der Ultraschall. Strukturelle Veränderungen lassen sich frühzeitig erkennen, um postnatal dann gezielte Maßnahmen zu ergreifen.

Dabei stehen die polyzystischen Nierendegenerationen für ein therapeutisches Eingreifen im Vordergrund, um eine Progression der Veränderungen zu verhindern. Diese Veränderungen sind immer beidseitig zu finden. Bei einer multizystischen Niere, die sich einseitig darstellen lässt, ist eine chirurgische Therapie nur bei einer großen Raumforderung erforderlich. Wenn es zu Beeinträchtigungen von Atmung oder Kreislauf kommt und ein Hypertonus besteht, der nicht medikamentös zu beherrschen ist, oder aber rezidivierende Infektionen der erkrankten Niere auftreten, muss diese entfernt werden.

Ureterabgangsstenosen sind eine häufige Auffälligkeit bei den pränatalen sonographischen Kontrollen. Die meisten sind jedoch nicht sofort zu behandeln. Im weiteren Verlauf kann mit einer szintigraphischen Untersuchung der Funktionsanteil bestimmt werden. Bei einer deutlich eingeschränkten Restfunktion kann mit einer Nierenbeckenplastik eine Verbesserung des Abflusses gewährleistet werden. Nur noch kleine Funktionsanteile und rezidivierende Infektionen sollten zur Nephrektomie führen, um die gesunde Niere zu schützen.

Pränataler Ultraschall mit ausgeprägtem Rückstau und eine eingeschränkte oder fehlende Miktion mit deutlich reduziertem Strahl führen beim Jungen meist zur Diagnose von Harnröhrenklappen, die dann zystoskopisch reseziert werden. Persistierende Aufweitung der Harnleiter und des Nierenbeckenkelchsystems macht die Funktionsdiagnostik erforderlich. Zur Vermeidung weiterer Druckschäden und auch rezidivierender Pyelonephritiden muss eine Entlastung des Systems mit einer Ableitung der Harnblase über Katheter, eine Entlastung des Nierenbeckens mit einer

Nephrotomie zur direkten Ableitung oder eine Ureterokutanostomie erfolgen.

Bei vielen sonographischen Untersuchungen werden Erweiterungen der Harnleiter und ein vesikouretraler Reflux gefunden. Dabei gilt es, die primäre Form ohne Obstruktion und Organschäden von der sekundären Form abzugrenzen. Diese wird durch eine organische Obstruktion oder durch eine neurogene Blase geprägt. Bei der primären Form finden sich über die Jahre bis zu 15 % Patienten mit einer chronischen Niereninsuffizienz. Jedoch ist in den beiden ersten Lebensjahren die Rückbildungsrate sehr hoch. Eine regelmäßige sonographische Kontrolle mit Überwachung der Erweiterung ist erforderlich. Nach sonographischen Kriterien werden fünf Grade unterschieden. Bei den sekundären Formen ist die Behandlung der Grunderkrankung wichtig, um rezidivierende Infektionen und damit weitere Schädigungen zu vermeiden.

> **Merke**
>
> Grundsätzlich müssen Eltern über die Risiken von Infektionen aufgeklärt werden, sie müssen die wichtigsten Zeichen erkennen und rasch Urin für eine Diagnostik gewinnen können. Sie sollten Urinbeutel zu Hause haben, damit möglichst beim Arztbesuch auch schon der Urin untersucht werden kann.

9.2 Probleme in der neonatalen Periode

Postnatal sollte die erste Miktion innerhalb von 24 Stunden erfolgen. Mit den modernen Windeln mit Indikatorstreifen ist es in der Regel kein Problem, dies sicher festzustellen. Aber viele Kinder entleeren die Blase um die Geburt, wenn noch keine Windel angelegt ist und auch nicht immer zuverlässig die Miktion dokumentiert wird. Wenn im pränatalen Schall keine Auffälligkeiten an den Nieren gesehen wurden, kann der Füllungszustand per Ultraschall kontrolliert werden. Im Fall einer Füllung kann insbesondere bei gestillten Kindern zunächst noch abgewartet werden, jedoch unter verschärfter Beobachtung der Miktion. Bei unzureichender Füllung ist die Trinkmenge zu überprüfen, eine sonographische Kontrolle der gesamten ableitenden Harnwege durchzuführen und die Ausfuhr gezielt zu überwachen. Zur endgültigen Beurteilung eines Ultraschalls der ableitenden Harnwege sollte eine ausreichende Trinkmenge und damit Urinmenge erreicht werden, um eine sichere Beurteilung zu ermöglichen. Ein stady stade von harnpflichtigen Substanzen und Kreatinin wird etwa 14 Tage nach Geburt erreicht, so dass es meist erst dann verlässliche Werte im Serum und Urin gibt. Allein Cystatin C gibt einen reellen Wert einer subklinischen Niereninsuffizienz an. Auch hier sind altersspezifische Referenzwerte zu berücksichtigen.

9.3 Infektionen

Harnwegsinfektionen (HWI) sind im Säuglingsalter keine rasch und einfach zu diagnostizierende Erkrankung, denn alle Symptome, die sonst auf eine systemische Infektion hinweisen, können auch unspezifisch vorhanden sein. Erreger sind überwiegend Darmkeime und auch schon nach einer Spontangeburt ubiquitär vorhanden. Es sind aufsteigende (über die ableitenden Harnwege) und hämatogene (über die Blutbahn) Infektionen beschrieben. Letztere neigen zu Komplikationen und Organbeteiligungen, u. a. Meningitiden. Diese sind auch bei Frühgeburten häufiger die Ursache für HWI. Grundsätzlich kann die Diagnose nur bei einem positiven Urinbefund gestellt werden. Die sicherste Diagnose erlaubt dabei nur eine Blasenpunktion mit Erregernachweis. Andere Urinuntersuchungen können in der Regel nur einen Hinweis geben. Wenn ein HWI diagnostiziert wird, sind strukturelle Veränderungen an den ableitenden Harnwegen auszuschließen und eine Pyelonephritis sollte sicher diagnostiziert werden. Im Ultraschall ist eine Vergrößerung der Niere über zwei Standardabweichungen ist, neben einer verwaschenen Mark-Rinden-Differenzierung, ein wichtiger Hinweis für die deutlich beeinträchtigte Niere. Wenn zusätzlich noch eine verminderte Perfusion im »power mode« dargestellt wird, besteht eine akute Parenchymschädigung. Nach überstandener Infektion (ca. drei bis vier Wochen später) sollte mit einer Nierenszintigraphie die Nierenfunktion und der Abfluss überprüft werden. Eine antibiotische Therapie erfolgt in den ersten sechs Monaten parenteral für 7–14 Tage und ggf. mit einer oralen Anschlusstherapie, um Rezidive zu vermeiden. Während der Behandlung sollte für eine ausreichende Diurese gesorgt und diese auch überwacht werden. Nach einer antibiotischen Behandlung ist nochmals ein Urinbefund zu erheben.

9.4 Chronische Erkrankungen

Einige der schon beschriebenen Erkrankungen können eine chronische Niereninsuffizienz auslösen. Bei den polyzystischen Nierendegenerationen ist es vom Typ abhängig, wann eine Insuffizienz eintritt. Eine frühzeitige Diagnose und eine entsprechende Behandlung können die Insuffizienz verzögern. Wichtig ist dabei, dass die Komplikation Hypertonus frühzeitig erkannt und konsequent therapiert wird. Zunächst ist es oft schwierig zu unterscheiden, ob nur die Niereninsuffizienz chronifiziert ist oder ob es sich nur um ein akutes Geschehen handelt. Eine rechtzeitige konservative Therapie kann die Folgen (z. B. Dystrophie, Renitis pigmentosa, renale Anämie, Osteopathie, metabolische Azidose) mildern und die Notwendigkeit einer Nierenersatztherapie verzögern. Die konservative Therapie besteht aus Gabe von Diuretika, adäquater Kalorienzufuhr, Überwachung des Elektrolythaushalts und der Diurese. Wenn diese Maßnahmen nicht mehr ausreichen, ist eine Dialyse erforderlich. Dabei sind drei Verfahren möglich. Die Peritonealdialyse hat den entscheidenden Vorteil, dass sie einfach durchführbar ist. Es wird zudem keine kontinuierliche Heparingabe benötigt. Dafür muss ein Peritonealkatheter operativ angelegt werden. Dieser kann dislozieren, eine Leckage haben und die Quelle für Peritonitiden sein.

Für die beiden anderen Verfahren werden Gefäßkatheter von 4–6 French als Doppellumenkatheter und eine dauerhafte Heparingabe benötigt. Die Dialyse hat den Vorteil, eine rasche Entgiftung, z. B. bei Harnstoffzyklusdefekten, zu ermöglichen. Auch eine Überwässerung und Hyperkaliämie lassen sich damit rasch beherrschen. Bei der Hämofiltration werden Elektrolyte, harnpflichtige Substanzen und Wasser schonender mit hydrostatischem Druck entfernt. Beide Verfahren haben auch einen deutlich höheren personellen und technischen Aufwand.

Zu den chronischen Erkrankungen zählt auch das kongenitale nephrotische Syndrom, so bezeichnet, wenn es bis zum 3. Lebensmonat auftritt, danach wird es als infantiles nephrotisches Syndrom geführt. Dafür ist ein molekulargenetischer Nachweis, auch bereits pränatal, möglich. Für die Prognose ist eine frühzeitige Manifestation negativ. Bei dieser Erkrankung sind die Glomeruli im Bereich ihrer Podozyten verändert und damit ist die Filterfunktion für die Blut-Harn-Schranke nicht mehr intakt. Klinisch fallen die Kinder durch Ödeme, Aszites, Pleura- und Perikardergüsse auf. Die Behandlung besteht in der Substitution der Verluste an Albumin und in der Gabe von Diuretika. Da gleichzeitig auch Immunglobuline verloren gehen, besteht eine Gefährdung für Infektionen, dabei besonders mit Pneumokokken.

9.5 Nierenvenenthrombose

Es gibt zwei Risikofaktoren für die Ausbildung einer Nierenvenenthrombose neben den gewöhnlichen Faktoren, die ein Thromboserisiko erhöhen (mütterlicher Diabetes, Dehydratation). Der wesentliche Risikofaktor ist das Vorliegen eines prothrombotischen Faktors (u. a. Protein C, Protein S, Lipoprotein (a), Plasma AT III Aktivität, Faktor-V-Leiden-Mutation, Lupus-Antikoagulanz), zum anderen ist eine perinatale Asphyxie ein wesentlicher Faktor. Klinisches Zeichen ist sehr häufig eine Makrohämaturie, die zur weiteren Diagnostik führen sollte. Eine Behandlung kann im akuten Stadium als Lysetherapie begonnen werden. Im Verlauf wird eine Heparinisierung durchgeführt. Dabei werden sowohl unfraktioniertes als auch Low-Molecular-Weight-Heparin eingesetzt. Trotz Therapie kommt es bei einem hohen Anteil an Patienten zu einer Niereninsuffizienz. Dies führt zu einer ungünstigen Prognose bei beidseitigen Thrombosen. Bei einem Teil der Patienten wächst der Thrombus bis in die Vena cava inferior. Gleichzeitig sollte sonographisch eine Nebennierenblutung ausgeschlossen werden.

10 Erkrankungen des Bewegungsapparats

10.1 Angeborene Fehlbildungen

10.1.1 Fehlbildungen der Extremitäten

Hexadaktylie

Dies bezeichnet eine zusätzliche Anlage eines Fingers oder einer Zehe. Es kann normal ausgebildet oder nur als rudimentärer Ansatz vorhanden sein. Diese Veränderung ist häufig kombiniert mit Syndromen oder weiteren Auffälligkeiten, z. B. Syndaktylie. Zusätzliche Strukturen können operativ entfernt werden, Ziel dieser Maßnahmen ist immer eine möglichst normale Funktion zu erhalten. Kosmetische Aspekte stehen dabei eher im Hintergrund. Frühzeitige Ergo- und Physiotherapie sollen dafür sorgen, dass eine symmetrische Stimulation erfolgt. Operationszeitpunkt ist meist zum Ende des 1. Lebensjahres.

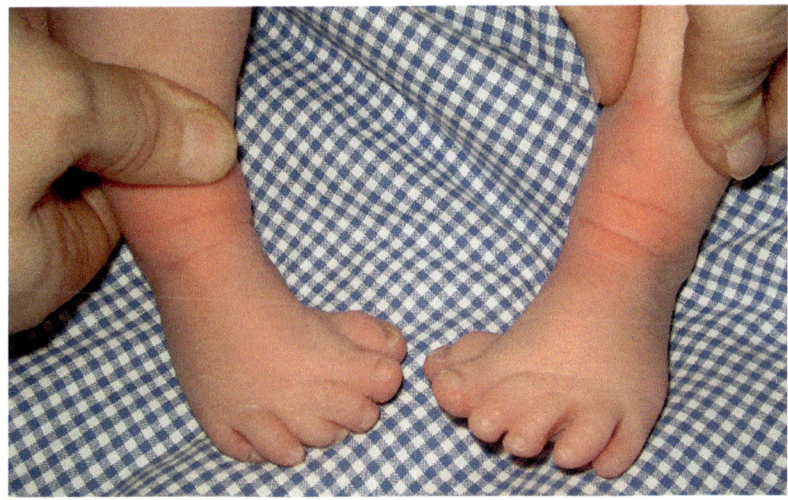

Abb. 10.1: Hexadaktylie

Syndaktylie

Syndaktylie ist eine häutige oder auch knöcherne Verwachsung der Zehen oder Finger, z. T. auch nur partiell. Es sollte sorgfältig nach weiteren Auffälligkeiten gesucht werden, auch Syndrome sind möglich. Bei kleinen Veränderungen finden sich oft Verwandte in der direkten Linie, die ähnliche Auffälligkeiten aufweisen. Im Bereich der Hand ist die Extremform eine Löffelhand. Eine Behandlung an der Hand ist oft notwendig. Am Fuß ist in der Regel die Funktion nicht eingeschränkt und daher meist ein kosmetisches Problem.

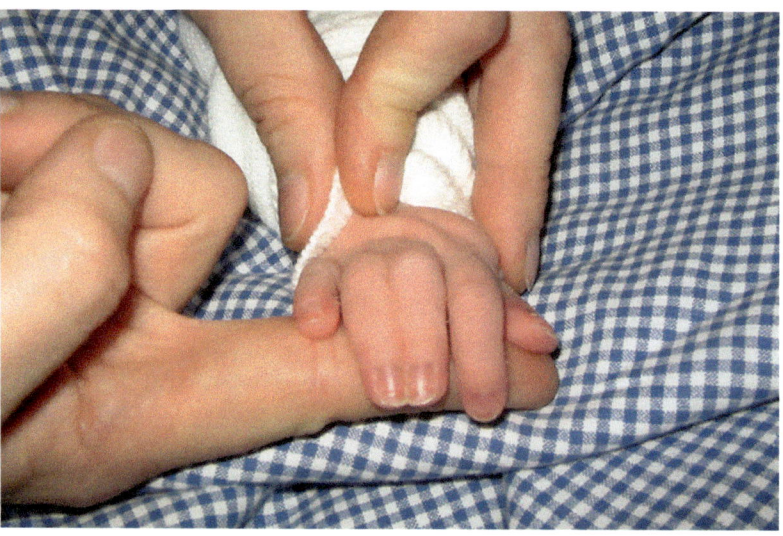

Abb. 10.2: Syndaktylie

Anhängsel

Anhängsel finden sich sehr häufig als angeborene Fehlbildung des äußeren Ohrs im Bereich des Tragus bei 0,2–0,5 % aller Neugeborenen. Es handelt sich dabei meist um einseitige Hauptduplikaturen, die z. T. mit Knorpeleinlagerungen im Bereich des Ohres, auch eventuell in Kombination mit einer Fistula auris congenita und Mikrotie (im Rahmen von kranio-mandibulo-fazialen Dysmorphien), vorkommen. Es finden sich solche Anhängsel auch an den lateralen Hand- oder Fußrändern (▶ Abb. 10.3). Sehr oft ist die Hautbrücke sehr dünn und im weiteren Verlauf wird dort das versorgende Blutgefäß torquiert und es kommt zur Nekrose und im Verlauf zum Abfallen des Anhängsels. Ansonsten sollten sie chirurgisch entfernt werden, um sicher eine Nervenversorgung und Knochen oder Knorpelanteile zu entfernen. Vereinzelt sind im weiteren Leben von diesen Patienten auch Phantomschmerzen berichtet worden. Der Operationszeitpunkt hängt von dem lokalen Befund ab.

Exostosen

Exostosen sind angeborene Knorpelwucherungen, die später verknöchern. Bis diese auffallen, hat sich das Kind normal entwickelt. Es finden sich dann häufig weitere Auffälligkeiten, d. h. noch weitere Wucherungen an anderen Stellen. Die Therapie besteht, bei Gelenkbeschwerden oder Funktionseinschränkungen, in der operativen Entfernung der zusätzlichen Knorpel- oder Knochenanteile.

Amnionbänder und Schnürringsyndrome

Die Entstehung dieser Bänder während der Schwangerschaft ist nicht geklärt. Es kommt zu Abschnüramputationen und in weniger schweren Fällen zu Einschnürungen mit Lymphstau und Durchblutungsstörungen (▶ Abb. 10.4). Gleichzeitig können Gliedmaßen in Zwangslagen fixiert werden, die dann zu Fehlstellungen oder Luxationen führen können. Das Vorgehen ist vom jeweiligen Befund abhängig und erfordert eine rasche Intervention, wenn die Durchblutung massiv gestört ist. Bei Amputationen ist eine frühzeitige Physiotherapie und im weiteren Verlauf eine orthopädietechnische Versorgung erforderlich, um möglichst die maximale Funktion zu erhalten.

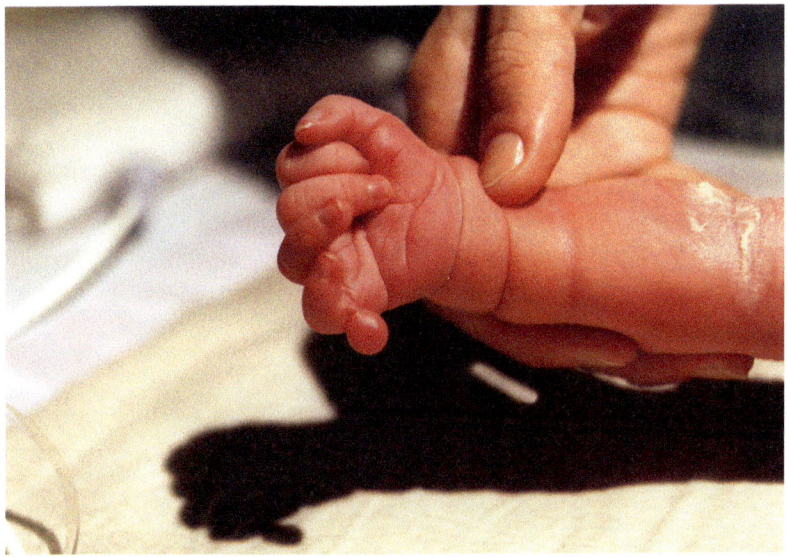

Abb. 10.3: Anhängsel

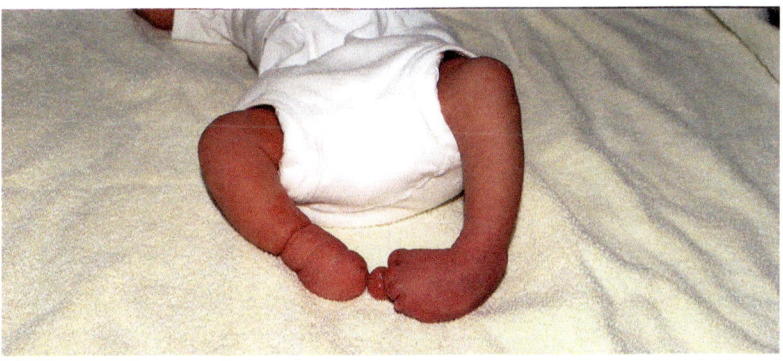

Abb. 10.4: Amnionschnürfurchen

10 Erkrankungen des Bewegungsapparats

Fehlende Strukturen – Dysmelien

Im Rahmen von Fehlbildungssyndromen kommt es zur mangelnden Ausbildung von Extremitäten, dazu zählt die Aplasie des Radius mit einer charakteristischen Fehlhaltung der Hand. Dies ist eine Form einer Ektromelie. Es gibt auch unterschiedliche Formen von fehlenden Strukturen, die als Peromelie bezeichnet werden, wenn ein distaler Anteil der Extremität fehlt. Eine Phokomelie besteht, wenn die Hände oder Füße direkt am Rumpf ansetzen. Als Amelie wird das vollständige Fehlen einer gesamten Extremität bezeichnet.

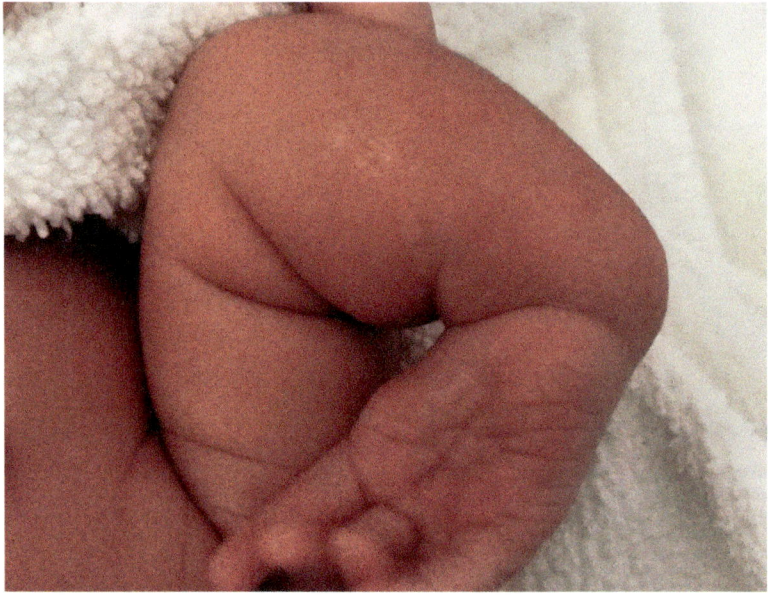

Abb. 10.5: Peromelie mit Aplasie von Daumen und Radius, typisch ist die radiale Abweichung der Hand

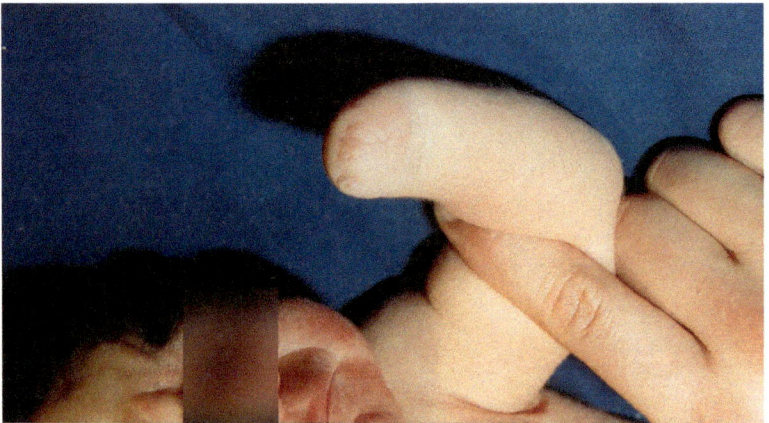

Abb. 10.6: Meromelie: Handwurzelknochen sind noch ausgebildet, Mittelhandknochen und Finger nur noch rudimentär angedeutet

10.1.2 Fehlbildungen Rumpf

Die meisten Veränderungen findet man im Rahmen von komplexen Fehlbildungen oder als Teil von Syndromen. Besonders betroffen ist die Wirbelsäule mit Spaltbildungen und Fehlanlagen von Wirbelkörpern. Beides ist grundsätzlich einer pränatalen Diagnostik zugänglich, sofern die Wirbelsäule komplett dargestellt werden kann. Kleinere Veränderungen können auch erst bei der Geburt auffallen. Auch hier ist die akute Situation für die jeweilige Therapie bestimmend. Offene Spaltbildungen müssen akut operiert werden. Sie können auch, derzeit noch im experimentellen Setting, intrauterin versorgt werden. Bei Keilwirbeln wird man zunächst die Kinder etwas größer werden lassen, um dann korrektiv einzugreifen. Art und Umfang von Eingriffen ist immer auch vom Ausmaß der Veränderungen abhängig.

Kaudales Regressionssyndrom

Damit werden komplexe Fehlbildungen im Bereich der unteren thorakalen, lumbalen und sakralen Wirbelsäule beschrieben, die Häufigkeit nimmt nach distal zu. Die Ursache ist nicht geklärt, eine größere Häufigkeit findet sich beim mütterlichen Diabetes während der Schwangerschaft. Entstehungszeitpunkt ist etwa die 3.–7. Fetalwoche und danach in der Pränataldiagnostik erkennbar. Nach Höhe der betroffenen Wirbelsäulenabschnitte sind neurologische Ausfälle zu beobachten. Kardiale Fehlbildungen sind vergesellschaftet und neben der Wirbelsäule sind auch weitere knöcherne Veränderungen an Becken und den unteren Extremitäten zu beobachten. Der Extremfall einer solchen Fehlbildung ist eine Sirenomelie, dabei sind auch die Beine verwachsen oder miteinander verschmolzen. Die meisten Kinder mit diesen Veränderungen sterben intrauterin oder in der Neonatalphase aufgrund von Herz- und Nierenproblemen.

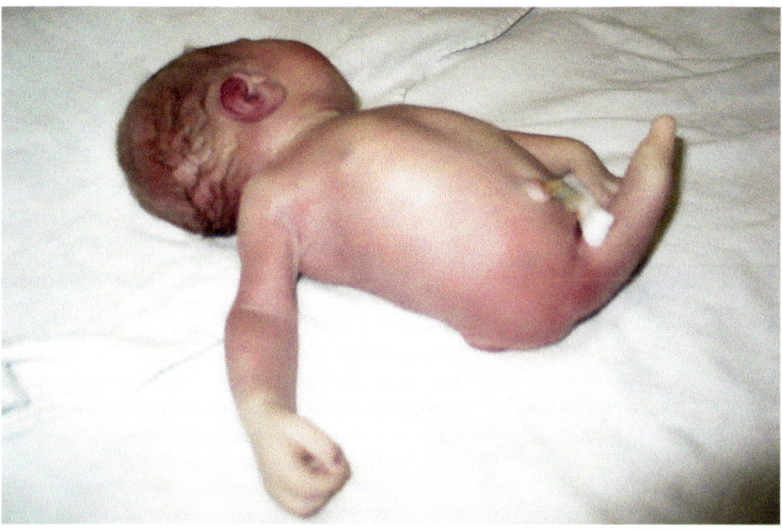

Abb. 10.7: Kaudales Regressionssyndrom

10.1.3 Gelenkfehlstellungen

Mit Gelenkfehlstellungen sind fixierte Veränderungen der normalen Gelenke beschrieben. Als bekanntestes Beispiel gilt dabei der Klumpfuß. Durch verstärkten Zug auf die Achillessehne kommt es zu einer Spitzfußstellung, gleichzeitig besteht eine Adduktion und Supination des Fußes, z. T. eine Schwächung der muskulären Peroneusgruppe durch verminderte Innervation oder eine verstärkte Zwangshaltung intrauterin. Diese Veränderungen sind durch passive Redression nicht aufzuheben und bleiben fixiert bestehen. Ein Klumpfuß kann auch im späteren Leben aufgrund von Nervenschädigungen erworben werden.

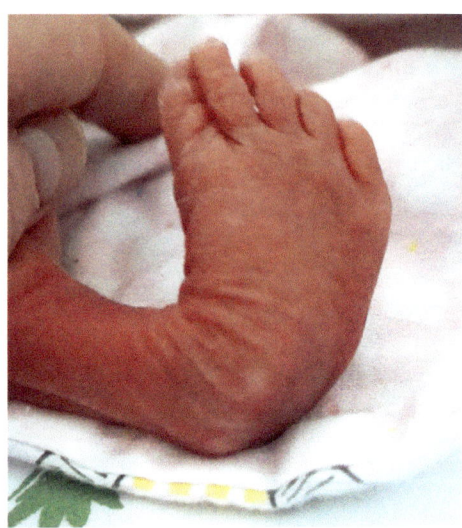

Abb. 10.8: Klumpfuß

Bei angeborenen Deformitäten erfolgt in der Regel eine Gipsbehandlung und nachfolgend die Verlängerung der Achillessehne, um diese Zwangshaltung aufzulösen. Ähnliches gilt für andere Fehlstellungen der Füße. Veränderungen an den Händen sind selten fixiert und weisen auf andere Probleme hin, häufig im Rahmen von Syndromen.

Die Notwendigkeit einer frühzeitigen Behandlung gilt für eine angeborene Luxation des Kniegelenks. Auffallend sind diese Veränderungen direkt nach der Geburt durch eine unnatürliche Stellung des Kniegelenks und häufig auch durch eingeschränkte Beweglichkeit. Für die Diagnostik sind Sonographie und MRT am sinnvollsten, da noch nicht alle Strukturen ausreichend verknöchert sind. Außerdem können damit besser Strukturveränderungen an Bandapparat und Menisken dargestellt werden. Je später eine Behandlung beginnt und möglicherweise auch operiert werden muss, desto mehr muss mit Beeinträchtigungen der Funktion gerechnet werden.

Angeborene Fehlstellungen der Hüfte bis hin zur Luxation und Reifungsverzögerung der Kopf-Pfannenstruktur findet man bei der Untersuchung der Säuglingshüfte im Rahmen von Screening-Untersuchungen nicht selten. Eine angeborene Luxation im Rahmen von syndromalen Erkrankungen ist eine Seltenheit. Durch eine frühzeitige Untersuchung mit Ultraschall nach den Vorgaben von Graf kann entsprechend rasch eine Behandlung begonnen werden. Dies führt zu einer kürzeren Behandlungsdauer und auch zu besseren Endergebnissen. Daher sollten eine auffällige Klinik, eine Geburt aus Beckenendlage und eine Dyplasiebehandlung bei Angehörigen 1. Grades zu einer Untersuchung, vor der vorgeschriebenen bei der U3, führen.

10.2 Probleme in der peripartalen und neonatalen Periode

> **Information**
>
> Die Verletzungen von Knochen und Bandstrukturen sind in Kapitel 12 beschrieben (▶ Kap. 12).

Fehlhaltungen

Die häufig auffällige Fußhaltung in Supination und Adduktion wird meist spontan eingenommen und ist auf die Zwangshaltung intrauterin zurückzuführen. Ist diese Haltung durch laterale Stimulation und passive Redression aufzulösen, bedarf es keiner Therapie. Wenn eine Einstellung nur gerade 0° erreicht und auch aktiv keine »Überkorrektur« möglich ist, sollte eine elastische Redression angelegt werden. Ausgeprägtere Fehlstellungen brauchen dann zeitnah eine Gipsbehandlung. Ein Klumpfuß sollte immer sicher ausgeschlossen sein.

> **Information**
>
> Plexuslähmungen sind bei den Geburtsverletzungen beschrieben (▶ Kap. 5.2).

Osteopenia praermaturorum

Hier ist besonders die Problematik von Frühgeborenen zu beschreiben. Denn in den letzten drei Monaten einer Schwangerschaft kommt es zur wesentlichen Aufnahme und Einbau von Kalzium und Phosphat in das Skelett des Fötus. Fehlt dieser Anteil an Fetalzeit, muss frühzeitig für die entsprechende Substitution gesorgt werden. Die ausreichende Substitution kann in der Bestimmung von Kalzium und Phosphat im Urin gemonitort werden. Ansonsten kommt es zu einer Rarefizierung des Knochenskeletts und zu einem verminderten Wachstum. Im Normalfall ist die ausreichende Versorgung mit Vitamin D für Schwangere gewährleistet, sollte aber im Rahmen der Differentialdiagnostik nicht übergangen werden. Um diese Aussagen so treffen zu können, ist die regelmäßige Gabe von Vitamin D in der jeweilig empfohlenen Dosis unabdingbar. Bei einer ausreichenden Substitution können die ausgeprägten langgezogenen und schmalen Köpfe von Frühgeborenen vermieden werden. Dadurch kommt es auch nicht zu einer Verlängerung der Augenhöhle in anterior-posteriorer Ausrichtung und damit einer Achsenmyopie (Kurzsichtigkeit wegen eines zu langen Augapfels). Dies war lange ein Problem in der Frühgeborenenmedizin, bis ein entsprechendes Monitoring der Elektrolyte und konsequente Lagerungsbehandlung der Köpfe eingeführt wurde.

10.3 Infektionen

Osteomyelitiden und Gelenkentzündungen von Knie- und Hüftgelenk stehen bei Neugeborenen im Vordergrund. Die Infektionen können im Rahmen einer Sepsis über die

Blutbahn in den Knochen transportiert werden. Dabei sind in diesem Alter die Epiphysenfugen noch kein Hindernis. Durch die gute Durchblutung, auch der knorpligen Anteile der Epiphysen, werden Keime auch dorthin transportiert. Im Säuglingsalter sind auch die Fußknochen und das Sprunggelenk besonders anfällig für Infektionen.

Ein zweiter Weg der Infektion ist die Blutentnahme im Bereich der Ferse. Bei zu tiefer Inzision oder nicht weit genug lateraler Blutentnahme kann es zur direkten Infektion des Felsenbeins kommen. Durch aufsteigende Infektionen können das Knie- und besonders das Hüftgelenk entzündet werden. Diese fallen neben hohen Entzündungswerten durch erhebliche Bewegungseinschränkungen des entsprechenden Gelenks auf. Der Nachweis ist mit Sonographie oder MRT möglich. Eine frühzeitige operative Therapie hilft, Komplikationen zu vermeiden und die Gelenkfunktion zu erhalten. Der rasche Fortschritt ist sonst nicht aufzuhalten und das Gelenk kann nicht regenerieren.

10.4 Chronische Erkrankungen

Alle Strukturen, die am Aufbau des Skelettsystems beteiligt sind, können prinzipiell wegen chronischer Veränderungen in ihrer Funktion gestört sein. Es sind mehrere hundert Einzelerkrankungen beschrieben und für viele sind schon genetische Basisdefekte bekannt. Ein wesentliches Merkmal im Verlauf der Entwicklung ist ein Kleinwuchs, da in vielen Fällen schon nach der Geburt auch kleinere Auffälligkeiten auftreten wie faziale Dysmorphien, Haltungsanomalien an Händen und Füßen, kurze Extremitäten und auch Asymmetrien. Andere Veränderungen, die nicht mit dem Skelettsystem zusammenhängen, wie genitale Fehlbildungen, sollten Anlass für weitere Untersuchungen sein.

Muskelatrophie

Leitsymptom ist eine muskuläre Hypotonie. Neben der Dystrophie können noch weitere Erkrankungen Ursache für die Schwäche der Eigenbewegungen des Kindes sein. Dabei ist die Mehrzahl dieser Veränderungen durch eine zentrale Genese bedingt. Schädigungen des Zentralnervensystems können z. B. durch Traumata, Blutungen, Sepsis mit Beteiligung des Zentralnervensystems, Stress, Fehlbildungen und Stoffwechselerkrankungen (z. B. ein Teil der Glykogenosen) ausgelöst worden sein. Das Ausmaß dieser Erkrankungen wird erst im Verlauf deutlich. Erkrankungen, die eine Impulsübertragung auf die motorische Endplatte oder aber die Muskulatur selbst betreffen, zeigen sich schon in der Neugeborenenperiode. Für die spinale Muskelatrophie Typ II sind in den letzten Jahren sehr positive Behandlungsansätze gefunden worden, die dazu geführt haben, dass die Erkrankung seit 2021 im Neugeborenen-Screening mit erfasst wird.

Glasknochenerkrankung

Dabei handelt es sich um eine kongenitale Osteoporose, die zeitliche Erscheinung der Symptomatik ist vom Typ (I–IV) abhängig, Typ II ist mit einer hohen Mortalität und zahlreichen Frakturen schon bei der Geburt gekennzeichnet. Die anderen Typen entwickeln im Erwachsenenalter häufig eine otosklerotische Schwerhörigkeit. Die Frakturhäufigkeit nimmt bei den Typen I und IV nach der Pubertät ab.

Osteopetrose

Wird auch Marmorknochenkrankheit genannt und ist durch eine Sklerosierung aller Knochen gekennzeichnet. Ausgelöst wird diese Veränderung durch unzureichende Funktion der Osteoklasten. Bei einer frühkindlichen Form kann es durch Verdrängung des Knochenmarks zu Anämie und schweren septischen Infektionen kommen. Bei späteren Manifestationen können nur die typischen Veränderungen im Röntgenbild auffallen. Ein Therapieoption besteht bei den schweren Verlaufsformen in einer Knochenmarkstransplantation.

Dysostosen

Hierbei können sich einzelne Knochen dysharmonisch entwickeln. Es werden drei Formenkreise abgegrenzt: kraniale Veränderungen und Gesichtsbeteiligung, vorwiegend axiale Beteiligungen und die überwiegende Beteiligung der Extremitäten.

Knorpelerkrankungen

Die primär nach Geburt auffällige Form ist die Achondroplasie. Dabei kommt es zu einer enchondralen Ossifikationsstörung, die sich in Veränderungen der Wirbelsäule und kurzen Extremitäten, plumpen Händen und Füßen mit einem relativ großen Schädel äußert. Die Erkrankung wird autosomal dominant vererbt. Die Behandlung wird symptomorientiert durchgeführt. Besonders Wirbelsäuleninstabilitäten und die Korrektur der Beinachsen und -länge stehen dabei im Vordergrund.

Ossifikationsstörungen

Die Tabelle auf der folgenden Seite zeigt verschiedene Ossifikationsstörungen, wobei Aspekte der Ätiologie, Klinik, Diagnostik und Therapie aufgeführt sind (▶ Tab. 10.1).

10 Erkrankungen des Bewegungsapparats

Tab. 10.1: Ossifikationsstörungen (eigene Zusammenstellung)

Krankheitsbild	Achondroplasie	Pseudoachondrodysplasie	Spondyloepiphysäre Dysplasie	Multiple epiphysäre Dysplasie	Endochromatose	Fibröse Dysplasie	Neurofibromatose	Osteopetrose	Osteogenesis imperfecta
Ätiologie	Autosomal dominant ca. 2–3/100.000 normale Intelligenz	Bei Geburt noch nicht auffällig, entwickelt sich erst im Kleinkindalter	Wachstumsstörung der Wirbelkörper und proximalen Epiphysenfugen	Skelettdysplasie mit Epiphysenbefall (polytop)	Nach Befallsmuster: mit multiplen Hämangiomen Mafucci-Syndrom, Befall einer Körperhälfte Morbus Ollier	Disorganisierte Entwicklung von Knorpel und fibrösen Elementen	Eine der am häufigsten vererbten autosomal dominanten Erkrankungen, zwei Typen mit peripherem und Befall des ZNS	Auch Marmorknochenkrankheit, generalisierte Sklerosierung des Skeletts, da Osteoklasten unzureichend funktionieren	Verschiedene Störungen der Kollagensynthese und periostaler Knochenformationen
Klinik	Kurzgliedriger Kleinwuchs mit plumpen Füßen und Händen, großer Kopf, eingefallene Nasenwurzel,	Klinischer Befund ähnlich der Achondroplasie, stärkere Verkürzung der Extremitäten, Gesichtsschädel ohne die	Charakteristische Ossifikationsstörung an den Wirbelkörpern	Leichter Befall: Wirbelsäule und Hüftgelenke befallen, schwerer Befall: frühzeitige arthrotische Veränderungen	Ansammlung von Knorpelnestern im normalen Knochengewebe	Spontanfrakturen wegen fibröser Herde in den Markräumen	Neurofibrome und »Café-au-lait«-Flecken, Skolioseneigung	Neigen zu Anämien und septischen Infektionen in den Knochen	Vermehrte Knochenbrüche, z. T. schon bei Geburt

Auch Chondrodysplasie

Polytop enchondrale Dysplasie

Auch Chondrale Dysplasie

Kommt häufig in der Pubertät zum Stillstand

Vier unterschiedliche Typen, Typ 1 autosomal dominant

Kleidokraniale Dysplasie

10.4 Chronische Erkrankungen

Tab. 10.1: Ossifikationsstörungen (eigene Zusammenstellung) – Fortsetzung

Krankheitsbild	Achondroplasie	Pseudoachondrodysplasie	Spondyloepiphysäre Dysplasie	Multiple epiphysäre Dysplasie	Endochromatose	Fibröse Dysplasie	Neurofibromatose	Osteopetrose	Osteogenesis imperfecta
	Wirbelsäulenveränderungen, Beinachsendeformitäten, frühzeitig degenerative Veränderungen	typischen Veränderungen							
Diagnostik	Typisches Bild im Röntgen		Im Röntgen typischer Befall der Wirbelkörper		Kontrolle der Veränderungen im Röntgen mit Szintigraphie und ggf. Biopsie	Abklärung häufig nur durch eine Biopsie möglich	Neurofibrome stellen einen charakteristischen Befund dar	Typische Veränderungen im Röntgenbild	Im Röntgenbild charakteristische Osteoporose mit einer Ausdünnung der Kortikalis
Therapie	Symptomatische Therapie, operative Beinverlängerungen	Symptomatische Therapie	Symptomatische Therapie	Symptomatische Therapie	Können maligne entarten	Bei ausgeprägtem Befall operative Ausräumung und Spongiosaauffüllung	Frühe operative Versorgung der Skoliose	Bei der frühen Manifestation haben sich Knochenmarkstransplantationen bewährt	Ziel ist die Vertikalisierung, ggf. mit Gehapparaten und Stabilisierung der Knochen durch Synthesematerial

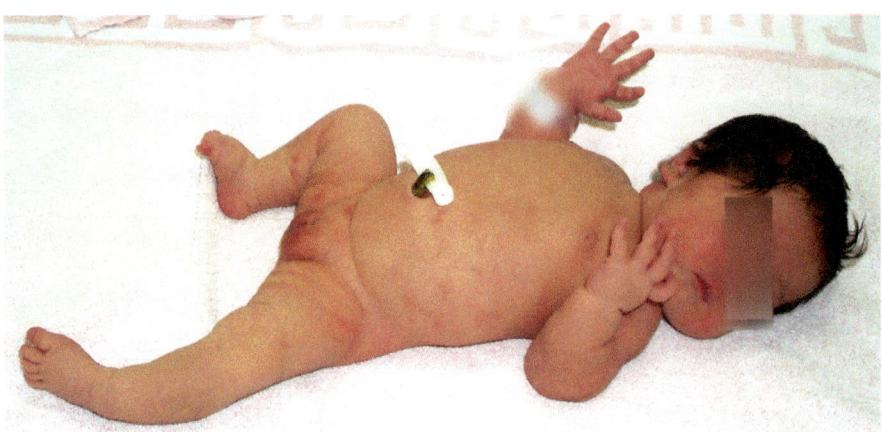

Abb. 10.9: Achondrodysplasie mit verkürzten proximalen Extremitätenknochen, großer Kopf, eingefallene Nasenwurzel

Muccopolysaccaridosen

Dabei handelt es sich um eine Störung des Kohlenhydratstoffwechsels, bei der die Mukopolysaccharide in Skelett, Leber, Milz, Gehirn, Gefäßwänden und auch Haut abgelagert werden. Bekannt sind vier unterschiedliche Typen, wobei die Typen I und IV relevante Veränderungen der Wirbelsäule und proximalen Epiphysen bewirken. Die anderen Typen werden nur extrem selten beobachtet. Typ I ist zudem noch von psychomotorischer Retardierung betroffen. Nachweisen kann man die pathologischen Abbauprodukte im Urin. Therapeutisch werden die Wirbelsäulen und auch Beinachsendeformitäten angegangen. Die Prognose für Typ I ist durch eine verkürzte Lebenserwartung ungünstig.

11 Erkrankungen der Haut

Angeborene Veränderungen der Haut sind vielfältig, kommen sehr häufig vor und sind in den meisten Fällen transient und gutartig. Kenntnisse der Veränderung postnatal helfen dabei einzuschätzen, ob weitere Diagnostik und Therapien erforderlich sind. Im Gegensatz zu vielen anderen angeborenen Störungen sind Veränderungen der Haut der pränatalen Ultraschalldiagnostik nicht zugängig. Es lassen sich zwei Subgruppen an Störungen unterscheiden. Zum einen sind da die Störungen der Verhornung (Ichthyosen), zum anderen Störungen mit verminderter Widerstandskraft der Haut, besonders der Einwirkung von Scherkräften (Epidermolysis bullosa).

Die Entwicklung der Haut ist mit etwa einem Lebensjahr vollständig abgeschlossen, die wesentliche Aktivität von Talgdrüsen setzt aber erst mit Beginn der Pubertät ein. Frühgeborene haben im Vergleich zu Reifgeborenen noch ein wenig entwickeltes Stratum corneum, daher einen noch großen transepidermalen Flüssigkeitsverlust, der ausgeglichen und bei Berechnung von Flüssigkeitsbedarf auch berücksichtigt werden muss. Auf der anderen Seite besteht auch eine erhöhte transepidermale Aufnahme von Wirkstoffen, die ein erhöhtes Risiko für nicht gewünschte systemische oder auch toxische Wirkungen mit sich bringen. Als Beispiel ist die Nutzung von alkoholischen oder jodhaltigen Antiseptika bei Eingriffen genannt. Aufgrund dieser Eigenschaft der Haut ist die Nutzung obsolet. Auch Bakterien können wesentlich leichter die Hautbarriere überwinden. Ein höherer pH-Wert ist in den ersten Lebenswochen noch normal.

Grundsätzlich gibt es Hautveränderungen, die nur im Kindesalter auftreten. Einige treten bevorzugt bei Kindern auf und es gibt die chronischen Veränderungen, die sich schon im Kindesalter obligat manifestieren und auch noch im Erwachsenenalter andauernde Hauterkrankungen darstellen.

11.1 Angeborene Fehlbildungen

Gutartige Veränderungen

Epidermolysis

Es sind im Wesentlichen drei Formen von angeborener blasenbildender Erkrankung bekannt. Die Schädigung mit blasenförmigen Läsionen der Haut besteht von Geburt an. Die Prognose ist unterschiedlich und von den Hautläsionen abhängig, die z. T. sehr leicht superinfiziert werden und damit eine ungeschützte Körperbedeckung darstellen. Bei der junktionalen Form ist die Schädigung im Bereich der Lamina lucida und kann zu generellen Blasenbildungen führen. Superinfektionen und der Protein- und Flüssigkeitsverlust führen zu letalen Verläufen im 1. Lebensjahr. Die anderen

Formen haben eine deutlich günstigere Prognose.

Die Incontinentia pigmenti Bloch-Sulzberger zeigt entlang der Blaschko-Linien erythematöse Bläschen, z. T. gruppiert. Zudem lassen sich eine Eosinophilie in Blut und Bläscheninhalt und Anomalien im Zentralnervensystem und beim Skelett finden.

Naevi

Kongenitale melanozytäre Naevi sind scharf begrenzte, braun-schwarz pigmentierte, meist behaarte Läsionen, die ein hohes Risiko für Melanome haben, besonders bei ausgeprägten Befunden.

Als »Mongolenfleck« wird ein graubläulicher Naevus bezeichnet, der besonders bei asiatischen und schwarzafrikanischen Populationen vorkommt, sich spontan während der Kindheit zurückbildet und besonders häufig sakroiliakal lokalisiert ist.

Naevus simplex werden kapillare Malformationen im Bereich von Stirn und Nacken bezeichnet, umgangssprachlich »Storchenbiss«. Die Veränderungen blassen auf Druck ab und bilden sich im Laufe der Kindheit zurück. Verstärkt sichtbar werden sie bei Fieber, Schreien, körperlicher Anstrengung, Luftanhalten und Veränderungen der Körpertemperatur. Bei Lokalisation an anderen Körperstellen muss auch an weitere Veränderungen gedacht werden.

Naevus sebaceus ist eine bevorzugt am Kopf zu findende haarlose Plaque, die gelb-weiß bis lachsrot imponiert. Größere Veränderungen, besonders im Bereich der Mittellinie, sollten zum Ausschluss von syndromalen Veränderungen führen. Wenn deutliche Veränderungen der Größe und Ausdehnung auftreten oder kosmetisch unschöne Veränderungen bestehen, kann der Naevus chirurgisch entfernt werden. Laser sind bislang nur mit unterschiedlichen Erfolgen eingesetzt worden. Jedoch bleibt eine Narbe.

Ein Naevus anaemicus imponiert als unregelmäßig begrenzter weißer Fleck, der nach einem Reibetest deutlicher hervorsticht. Eine Behandlung ist nicht erforderlich.

11.2 Veränderungen in der neonatalen Periode

- *transiente pustulöse Melanose*
  Seltene, meist schon bei oder kurz nach der Geburt auftretende, regelmäßig angeordnete Pusteln ohne erythematösen Grund. Wenn die Pusteln aufgehen oder aufgerieben werden, zeigt sich vorübergehend ein bräunlicher Fleck, der im weiteren Verlauf ohne Therapie wieder verschwindet.
- *Erythema toxicum neonatorum*
  Sehr häufige Veränderung der Haut mit Papeln und Pusteln auf gerötetem Grund, zunächst häufig im Windelbereich, aber dann auch ubiquitär verbreitet. Die Ursache ist nicht sicher bekannt, vermutet werden Veränderungen der Hautflora und das Abklingen der mütterlichen Hormonwirkungen. Die Veränderung verschwindet ohne Therapie nach wenigen Tagen, selten auch Wochen (▶ Abb. 11.1).
- *Nuckelblase*
  Meist über dem Daumengrundgelenk gelegene Blase (bei Geburt), die sich häufig rasch entleert, eintrocknet und folgenlos abheilt. Andere Lokalisationen sind die Finger oder der Unterarm entsprechend dem intrauterinen Saugen (▶ Abb. 11.2).
- *akzessorische Mamille*
  Können entlang der Mammillarlinie bestehen, meist nur 1–2 mm im Durchmes-

ser. Weiches, braunrotes Knötchen, die Umgebung besteht aus einem unscharf begrenzten, hyperpigmentierten Saum.
- *Milaria cristailina*
Weißgelbe bis stecknadelkopfgroße Bläschen aufgrund eines behinderten Abflusses von Schweiß aus dem Stratum corneum. Besonders im Rumpf- und Gesichtsbereich, rasch flüchtig. Wenn noch etwas tiefer gelegen in der Epidermis, tritt die Abflussbehinderung als Milaria rubra in Erscheinung (▶ Abb. 11.3).

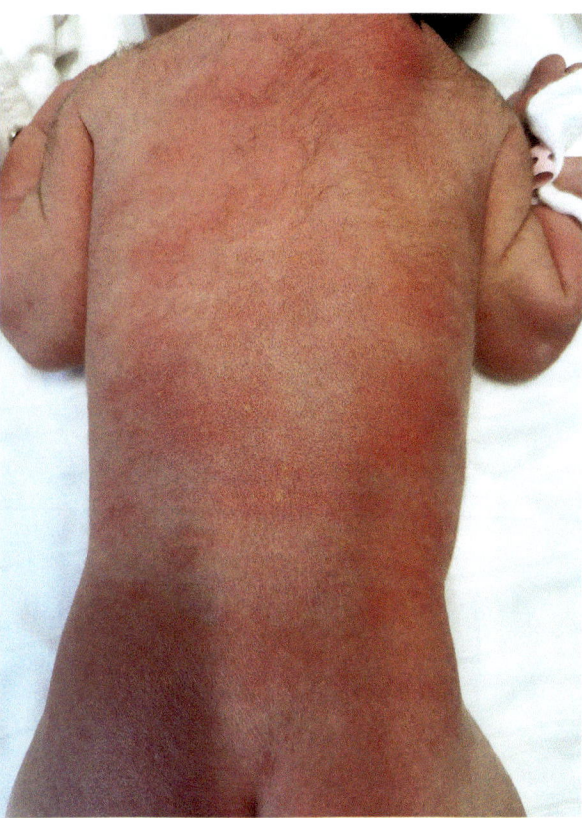

Abb. 11.1:
Erythema toxicum

> **Merke**
>
> Die bislang genannten Veränderungen sind harmlos und vorübergehender Natur, die Eltern müssen jedoch entsprechend aufgeklärt werden.

- *Aplasia cutis congenita*
Defekte sind am häufigsten im Bereich des Kopfes zu finden. Es finden sich solitäre rundliche oder streifenförmige Ulzera, flach mit zum Teil erythematösem Grund. Größere Defekte müssen ggf. chirurgisch gedeckt und vor Infektionen geschützt werden. Meist entstehen weiß-gelbliche Narben. Im Kopfbereich können darunter Defekte der Schädelknochen bestehen, bei Veränderungen im Bereich der Mittellinien können auch innere Organe betroffen sein. Eine entsprechende Diagnostik sollte erfolgen (▶ Abb. 11.4).

11 Erkrankungen der Haut

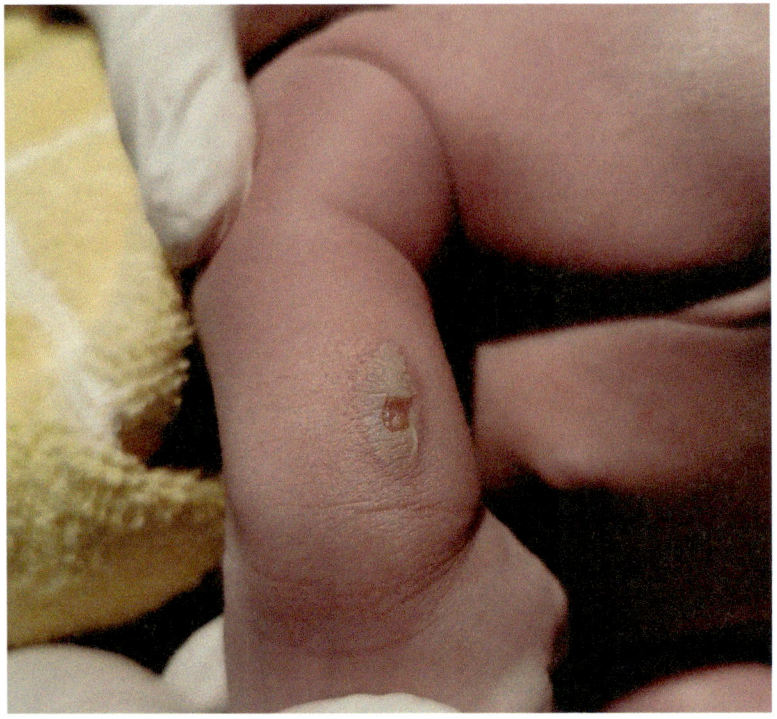

Abb. 11.2: Nuckelblase

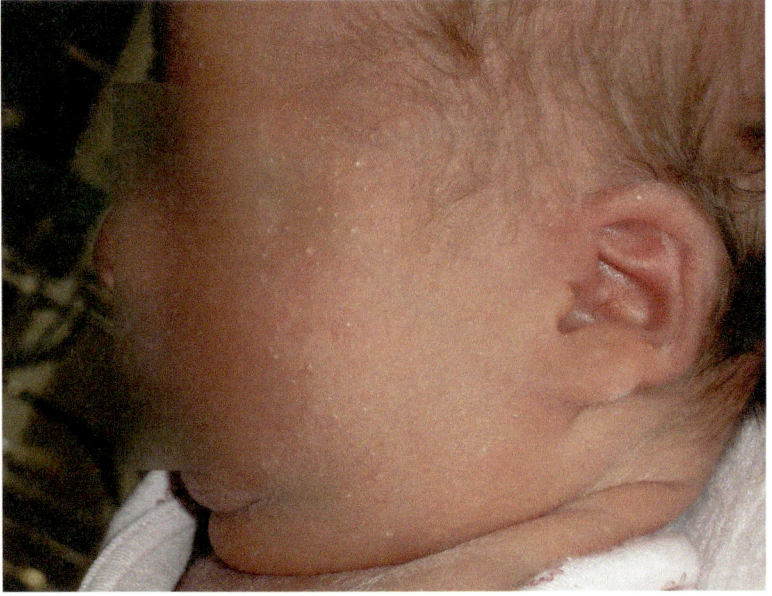

Abb. 11.3: Milien

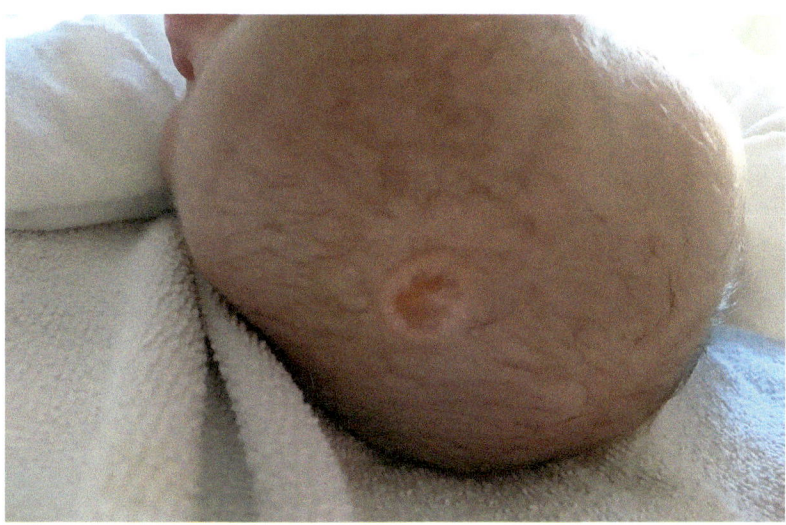

Abb. 11.4: Aplasie

11.3 Infektionen

Pyodermie

Hierbei handelt es sich um Infektionen der Haut durch banale Eitererreger (Staphylococcus aureus und β-hämolysierende Streptokokken). In der Epidermis entsteht die Impetigo contagiosa. Die Erreger verursachen eine oberflächliche Hautinfektion, die durch mangelnde Hygiene und Kratzen weiter verteilt werden kann. Abhängig von den Erregern unterscheiden sich das Bild und auch die Ausbreitungswege. Behandelt werden muss diese Infektion konsequent mit lokalen Antiinfektika oder aber systemischen Antibiotika bei stärkerer Ausbreitung und Komplikationen. Bei der Infektion mit β-hämolysierenden Streptokokken kann sich eine Glomerulonephritis entwickeln. Infektionen des Nagelbetts (Paronychie), Konjunktivitis und Otitis sind weitere Komplikationen. In den ersten Lebenstagen sind mögliche Differentialdiagnosen das Erythema toxicum neonatorum oder die transiente pustulöse Melanose.

Soor

Als Erreger kommen fakultativ pathogene Hefepilze in Frage, die dann auf den Schleimhäuten weißliche Beläge und besonders im Windelbereich flächenhafte, oberflächliche Erosionen verursachen. Sie kommen auch in Hautfalten und mit randständigen schlaffen Pusteln vor. Die Behandlung erfolgt mit topischen Antimykotika. Bei fehlendem Behandlungserfolg sollte auf eine Milieuveränderung geachtet werden. Feuchte intertrigöse Areale, lange Wickelintervalle und Grunderkrankungen (Mangelernährung, Immunschwächen, diabetische Stoffwechsellage, antibiotische Therapie und konsumierende Erkrankungen) begünstigen die Infektionen. Ein Erregerreservoir ist meist der eigene Gastrointestinaltrakt.

Dermatitis exfoliativa neonatorum

Auch unter weiteren Bezeichnungen (staphylogene toxisch epidermale Nekrolyse (STEN), Dermatitis exfoliativa neonatorum, Morbus Ritter von Rittershain (nach Gottfried Ritter von Rittershain (1820–1883), österreichischer Kinderarzt), staphylogenes Lyell-Syndrom (veraltet)), englisch SSSS (*Staphylococcal Scalded Skin Syndrome*), beschriebene Hautveränderung. Dabei kommt es zu einer akut auftretenden generalisierten Ablösung der gesamten Hornschicht (Epidermolyse) innerhalb von Stunden. Die Erkrankung ist selten, geht aber mit schweren Beeinträchtigungen einher. Die betroffenen Areale sind berührungsschmerzhaft. Je ausgeprägter der Befund ist, umso mehr kann es zu Störungen von Flüssigkeits- und Elektrolythaushalt kommen. Hypothermie oder nur subfebrile Temperaturen und ein reduzierter Allgemeinzustand sind weitere klinische Befunde. Die Hautläsionen heilen nach 10–14 Tagen ohne Narbenbildung ab. Generelle Infektionen (Sepsis), auch mit letalem Verlauf, sind möglich.

11.4 Chronische Erkrankungen

Ichthyose

Ichthyosen sind Verhornungsstörungen. Die genetischen Mutationen sind bekannt, sodass durch eine Paneldiagnostik die Diagnose ohne Biopsie gestellt werden kann. Intrauterin sind die Verhornungen noch durch das Fruchtwasser weich und aufgequollen. Nach der Geburt trocknen die Strukturen rasch aus und es kommt zu Einrissen der Haut, besonders im Bereich der Gelenke (▶ Abb. 11.5). Bei schweren Verlaufsformen bildet sich an den Oberlidern ein Ektropion, das zum Eintrocknen der Hornhaut führen kann. Intensive Hautpflege und zunächst hohe Luftfeuchtigkeit im Inkubator können die Symptomatik deutlich bessern. Der Verlauf ist nach zugrundeliegender Mutation variabel. Bei den gering ausgeprägten Formen kommt es im Verlauf zu deutlichen Hautschuppungen. Harlekin-Babys, die größer werden, können erhebliche Beeinträchtigungen der Beweglichkeit der Gelenke mit Beugehaltung, Ektropion und im Verlauf auch psychische Störungen aufweisen.

Kolloidiumhaut ist eine milde Form der Ichthyosen, bei der das Neugeborene eine Hautschicht aufweist, als wäre es in Frischhaltefolie gewickelt. Auch hier hilft zunächst die Pflege mit hoher Luftfeuchtigkeit im Inkubator. Ein Teil dieser Kinder hat eine vollständige Remission, die anderen entwickeln eine lamelläre Schuppung mit meist grau-brauner Pigmentierung.

Incontinentia pigmenti Bloch-Sulzberger

Im Neugeborenenalter bilden sich die Bläschen (Stadium I) entlang der Blaschko-Linien, die nie die Mittellinie überschreiten. Sie sind für die Diagnosestellung typisch und ausreichend. Im weiteren Verlauf werden diese Effloreszenzen zu trockenen verrukösen Veränderungen (Stadium II). Diese weichen dann am Ende des ersten Lebensjahrs hyperpigmentierten Veränderungen (Stadium III). In der Pubertät verschwinden dann die Hyperpigmentierungen und es bilden sich lokale Atrophien mit Verlust von Hautanhangsgebilden. Häufig sind dann auch Haar- und Nagelveränderungen. Die Veränderung ist an das X-Chromosom gebunden und unterschiedliche Aktivierung und Deaktivierung des entsprechenden Allels sind für die wechselnden Erscheinungsbilder verantwortlich. Es können mit dieser Erkrankung Veränderungen ähnlich einer Frühgeborenen-Retinopathie und vielfältige neurologische Störungen (BNS-Krämpfe, psychomotorische Entwicklungsverzögerungen, Spastiken) verbunden sein. Daher sind augenärztliche Vorstellungen und eine frühzeitige neuropädiatrische Betreuung erforderlich.

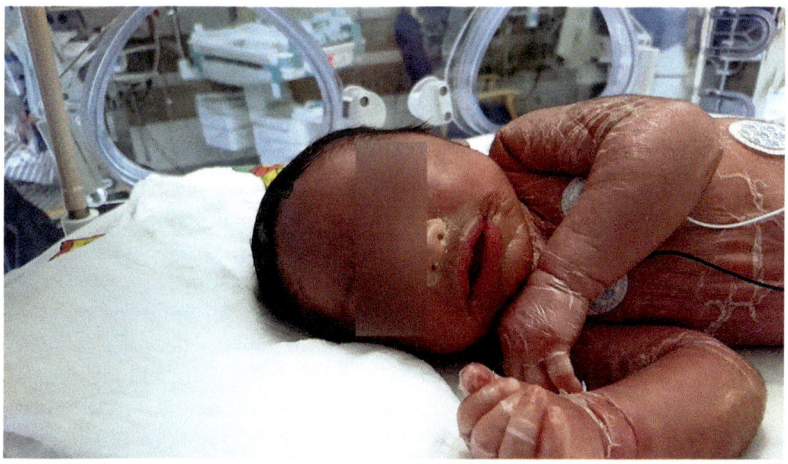

Abb. 11.5: Ichthyose

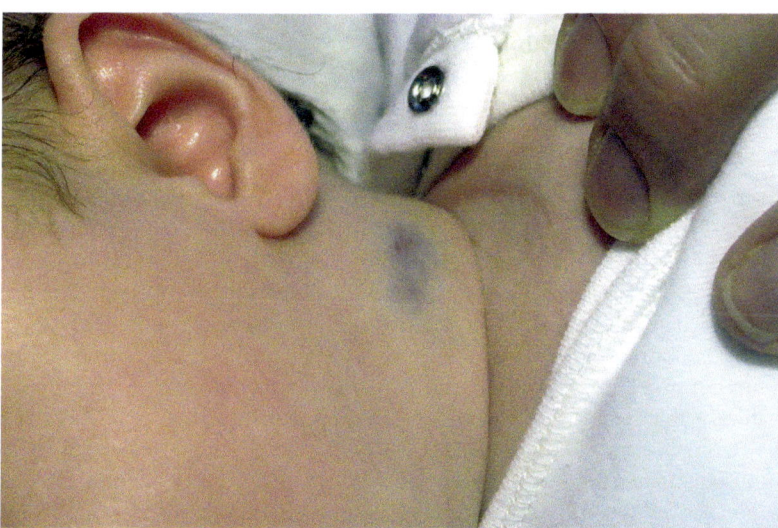

Abb. 11.6: Hämangiom, Blutschwämmchen mit unterschiedlicher Wachstumstendenz, meist erfolgt bis zum neunten Lebensjahr eine Rückbildung.

12 Unfälle

12.1 Frakturen

12.1.1 Geburtshilfliche Verletzungen

Kopf

Frakturen der Schädelkalotte betreffen meist die Parietalschuppen und sind häufiger bei vaginal operativen Entbindungen zu finden. In der Regel müssen keine operativen Maßnahmen ergriffen werden, da die meisten Frakturen linear oder durch einen Ping-Pong-Effekt nur geringgradig eingesunken sind und sich rasch wieder zurückbilden. Begleitende intrazerebrale, sub- und epidurale oder subarachnoidale Blutungen kommen auch nur in wenigen Fällen vor.

Extremitäten

Da die Clavicula ein Teil des Schultergürtels ist, ist die häufigste geburtsbedingte Verletzung auch den Extremitäten zugeordnet. Sie macht etwa 45 % aller Frakturen bei Lebendgeborenen aus. Weiterhin sind Humerus und Femurfrakturen häufig, gefolgt von Schädelfrakturen. Weitere Verletzungen von Gesichtsknochen, Unterarm und Unterschenkel sind sehr selten. Da es sich in vielen Fällen um Grünholzfrakturen handelt, d. h. die Knochenhaut ist intakt und die Fraktur nicht disloziert, muss auch von weiteren Frakturen ausgegangen werden, die nicht diagnostiziert werden. Die Spontanheilungsrate ist sehr hoch, daher ist klinisch nicht von einer großen Bedeutung auszugehen.

Der Schultergürtel ist nach der längsovalen Ausrichtung des Kopfes queroval dazu und verlangt während des Geburtsvorgangs eine Drehung des Kindes um 90°. Bei Geburtsverläufen, die z. B. aufgrund von Makrosomie, Besonderheiten des Beckens der Mutter, schwierigen Entwicklungen des Kindes, Schulterdystokie oder Manipulationen zur Kindesentwicklung (z. B. Vakuumextraktion, manuelle Armlösung bei Schulterdystokie, Zangenentbindung) kompliziert sind, kommt es häufig zur Fraktur. Auch eine sehr rasche Geburt kann durch die darunter aufgetretene Fraktur beschleunigt werden. Eine gezielte Untersuchung für Risiken konnte in Übersichtsarbeiten bislang nicht beschrieben werden und eine großzügige Indikation für eine Geburt per Kaiserschnitt hat bislang auch nicht zur wesentlichen Vermeidung von Frakturen geführt.

Die Fraktur selbst fällt häufig direkt nach der Geburt nicht auf. Schonhaltung des Armes, heftiges Schreien bei der klinischen Untersuchung und Bewegung des Armes sowie nach einigen Tagen die Schwellung der Frakturlinie durch die Kallusbildung sind klinische Zeichen, denen gezielt nachgegangen werden sollte. Differentialdiagnostisch kommen noch seltene angeborene Fehlbildungen in Frage. Im Normalfall ist eine Röntgenaufnahme nicht notwendig. Wenn die Diagnose untermauert werden soll, können mit einem linearen Schallkopf die Clavicula dargestellt und Frakturlinie, Periostabhebung und Kallusbildung visualisiert werden.

Nicht dislozierte Frakturen benötigen keine spezielle Therapie, die Eltern sollten jedoch eine Hyperextension vermeiden und somit den betroffenen Arm als Erstes anziehen. Neurologische Auffälligkeiten sind im Rahmen des Nervensystems beschrieben (▶ Kap. 5.2, geburtstraumatische Lähmung des Plexus brachialis).

Auch im Rahmen der Entwicklung des Armes bei Schulterdystokie oder aber bei einem Armvorfall im Rahmen einer Sectio sind Frakturen des Humerus häufig. Die Behandlung besteht in der Immobilisation für etwa drei Wochen mit sehr guter Heilungstendenz. Frakturen im Bereich des Unterarms sind eine Rarität. Ähnliches gilt für den Unterschenkel. Im Bereich des Femurs kommt es besonders im Rahmen der Entwicklung aus Beckenendlage, bei der Lösung der Beine oder aber der Steißentwicklung bei der Sectio zu Frakturen. Auch hier ist die Heilungstendenz sehr gut. Die Diagnose lässt sich mit Ultraschall oder konventioneller Röntgentechnik stellen. Die Therapie ist auch hier die Immobilisation für etwa drei Wochen.

Rumpf

Frakturen finden sich gelegentlich, meist im posterioren Anteil der Rippen. Auch hier sind meist komplizierte Entbindungen mit Schulterdystokie oder aus Beckenendlage für die Verletzung verantwortlich. Kompliziert werden können sie durch Pleuraergüsse oder Pneumothoraxe. Diese sollten ausgeschlossen werden.

KISS

Dieses Akronym steht für *kopfgelenkinduzierte Symmetriestörung*, die durch eine Subluxation und/oder Distorsion des Atlantoaxialgelenks bedingt ist. Eine Vielzahl von Symptomen (Schiefhals, kyphoskoliotische Haltung, Sichelfuß, Gesichtsasymmetrie, Abflachung des Kopfes, Gluteafaltenasymmetrie und einseitige Hüftreifungsverzögerung) werden dieser Störung zugeordnet und sind damit Auslöser für eine Reihe von Folgen (Schlafstörungen, Trinkschwäche, Schreineigung, ADHS Aufmerksamkeitsdefizit- und Hyperaktivitätssyndrom). Diese haben jedoch nicht alle einen Krankheitswert und daher wird dem KISS eine Bedeutung gegeben, die es nicht benötigt. Vielmehr können Hinweise für wichtige Differentialdiagnosen damit überdeckt werden oder aber die Diagnostik wird deutlich verzögert. Die manualtherapeutische Behandlung aller Kinder nach einer vaginalen Geburt, wie zum Teil propagiert, kann nicht der richtige Weg sein. Damit ist es schwierig, unvoreingenommen die Kinder dieser Therapie zuzuführen, die tatsächlich ein Problem haben.

Nervensystem

Im Rahmen von Verletzungen während der Entbindung steht vor allem die Schädigung des Armplexus im Vordergrund. Je nach Ausmaß von Streckung und Überdehnung des *plexus brachialis* kommt es zu vorübergehenden Lähmungserscheinungen bis zur dauerhaften Parese wegen des Ausrisses der Nervenwurzeln. Im ersten Fall würde nach einer Schonphase mit physiotherapeutischen Übungen meist eine Wiederherstellung der Funktionen erreicht werden. Bei einem Ausriss kann mit der operativen Versorgung versucht werden, die Schädigung möglichst gering zu halten. Die Schwierigkeit besteht in der rechtzeitigen Diagnose eines Ausrisses.

Horner-Syndrom

Durch die Schädigung des Halsanteils des *Sympatikus*, einem Teil des unwillkürlichen Nervensystems, im Rahmen einer unteren Plexusschädigung kommt es zur Trias von

Myosis (Verengung der Pupille), *Enophtalmus* (in die Augenhöhle zurückgesunkener Augapfel) und *Ptosis* (Herabhängen des Augenlids).

Fazialisparese

Meist durch Druck, z. B. bei Zangenentbindung, kann es zur Schädigung der peripheren Fazialisäste kommen (▶ Abb. 5.6). Es besteht ein hohe Spontanheilungsrate. Klinisch fallen entsprechende Neugeborene durch ein permanent offenes Auge auf, sobald die initial bestehenden Ödeme abgeklungen sind. Außerdem runzeln sie beim Schreien nicht die Stirn und bei genauer Betrachtung zeigt sich eine verstrichene Naso-Labialfalte. Es fehlt die Mundmotorik auf der betroffenen Seite, aber im Gegensatz zu älteren fehlt der »hängende« Mundwinkel auf der betroffenen Seite.

12.1.2 Schädelfrakturen

Verletzungen am Kopf sind im Säuglingsalter häufig, da dieser noch proportional schwerer als der Restkörper ist und damit Stürze häufig mit dem Kopf voran enden. Mit die häufigsten Diagnosen für eine stationäre Aufnahme im Kindesalter sind die Verletzungsklassifikationen im Schädelbereich, wie Schädelprellung, Commotio und Schädelfrakturen. Die Befürchtung dahinter sind intrakranielle Verletzungen, dabei besonders Blutungen, die eine akute Hirndrucksymptomatik auslösen können. Zunächst fehlen bei solchen Stürzen die Schutzmechanismen, die sonst ein direktes Auftreffen auf den Boden verhindern oder aber abmildern. Auch führt eine Prellung am Kopf deutlich schneller zu einem Kontakt in Praxis oder Klinik, da hier von den Eltern sehr viel eher die Notwendigkeit einer professionellen Beurteilung gesehen wird. Neben einer Beobachtung nach schweren Anpralltraumen ist nur eine Fraktur mit Impression des knöchernen Schädeldachs sofort therapiebedürftig. Glatte Frakturen im Niveau können nicht geschient oder auch sonst behandelt werden. Die Möglichkeit einer zweizeitigen Blutung muss jedoch unbedingt besprochen sein. Eine Rarität sind Frakturen im Rahmen der Geburt. Meist sind solche Verletzungen mit vaginal operativen Entbindungen verbunden. Sofern nicht Knochen im Gesichtsbereich betroffen sind, ist auch hier die größte Gefahr die Entwicklung von intrakraniellen Blutungen durch die Verletzung von Brückenvenen oder intrazerebrale Einblutungen.

12.1.3 Kindesmisshandlung

Grundsätzlich gibt es in jedem Alter auch Verletzungen, die auf eine Misshandlung rückschließen lassen. Im Vordergrund stehen im Säuglingsalter dabei Verletzungen der Brückenvenen im Kopfbereich, die durch übermäßiges Schütteln einreißen und intrakranielle Blutungen verursachen. Frakturen, die nicht unter der Geburt entstanden sind, lassen immer auf eine erhebliche Gewalteinwirkung schließen. Schwere Sturzverletzungen sind noch bei adäquater Versorgung und Beobachtung ungewöhnlich, daher kommt der Anamnese bei Verletzungen eine besondere Bedeutung zu.

- Ungewöhnliche Vorgänge, die stattgefunden haben sollen, besonders, wenn die Eltern sich nicht bei ihrem Kind aufgehalten haben
- Außergewöhnliche Verletzungen, nachdem das Kind nur von einem Elternteil betreut worden ist
- Schwere der Verletzungen, die nicht durch eigene Bewegungsabläufe des Kindes zu erklären sind
- Verletzungen mit großflächigen Einblutungen oder Abdrücken auf der Haut

Sofern die Anamnese und das Verletzungsmuster auffällig sind, sind im Sinne des Kindesschutzes eine Bewertung sowie Maßnahmen zur Verhinderung weiterer Verletzungen zu treffen. Dabei kann situationsabhängig neben der Konfrontation mit den Befunden ein Beratungsangebot bis hin zur Strafanzeige notwendig sein. In der Regel gibt es in den rechtsmedizinischen Abteilungen Fachleute für die Beurteilung von den Verletzungsmustern, die dann auch eindeutige Empfehlungen aussprechen.

12.2 Verbrühung, Verbrennung

Vor der Vertikalisierung und Erweiterung des Bewegungsraums sind diese Verletzungen durch den Gebrauch von Wärmequellen, wie Wärmflaschen oder Körnerkissen etc., verursacht. Dabei kann die Temperatur falsch eingeschätzt worden sein, Defekte und damit das Auslaufen von Flüssigkeiten können auftreten oder aber die Wärmeapplikatoren werden zu nah auf schlecht durchblutete Hautareale gebracht und verursachen eine lokale thermische Schädigung. Durch die geringere Hautdicke treten die Schäden schneller als bei größeren Kindern oder Erwachsenen ein.

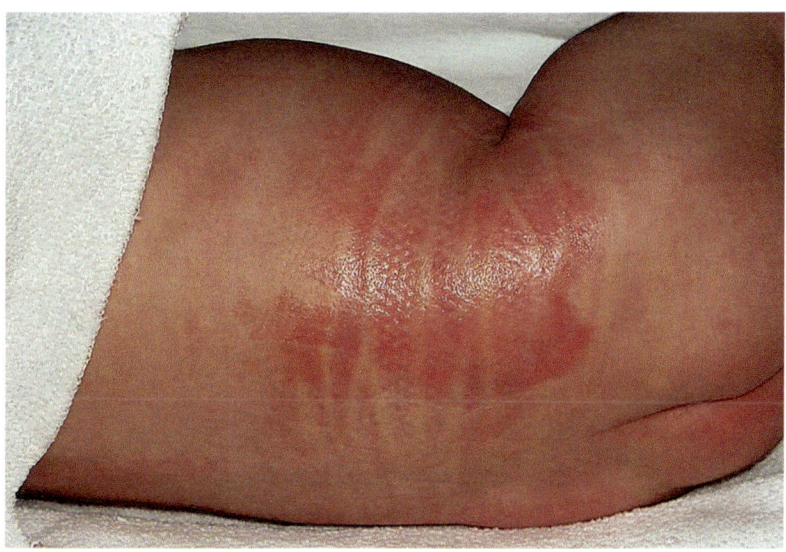

Abb. 12.1: Verbrühung

12.3 Ingestionsunfälle

Die Gefährdung, einen Ingestionsunfall zu erleiden, beginnt schon kurz nach der Geburt. Zunächst sind es meist Verwechslungen mit Medikamenten der Eltern oder anderer Angehöriger, die im gleichen Haushalt leben. Mit Beginn der Mobilität erweitert sich rasch der Radius der Kinder, besonders wenn neue Fähigkeiten, wie Krabbeln oder Robben, hinzukommen. Häufig werden auch die Geschwindigkeit und der Ehrgeiz, ein Ziel zu erreichen, unterschätzt, so dass plötzlich Gegenstände erreicht werden, die zuvor »sicher« waren. Grundsätzlich sind alle kleinen Gegenstände, die verschluckt werden können, problematisch. Je nach Konsistenz und Größe ist eine Verlegung der Atemwege möglich. Tabletten und auch toxische Substanzen können heruntergeschluckt und resorbiert werden und damit Vergiftungserscheinungen auslösen. Bei verlegten Atemwegen ist zunächst die Möglichkeit gegeben, mit dem Heimlich-Manöver den Fremdkörper wieder zu entfernen. Bei Substanzen, deren Wirkweise und Resorption nicht bekannt sind, sollte eine Giftnotzentrale (GIZ) kontaktiert werden, um eine korrekte Behandlung einzuleiten.

Bei Ingestion von Knopfzellen ist die Gefährdung heutzutage vom Ladungszustand abhängig, da in der sauren Umgebung des Magens Mikroströme fliesen können, die zu Schleimhautläsionen und einer Durchbruchsymptomatik führen können. Im Zweifelsfall muss eine Knopfzelle rasch endoskopisch geborgen werden.

> **Information**
>
> Spätestens mit dem Ablegen des Kindes zum Spielen auf dem Boden sollten sich die Eltern Gedanken über eine kindersichere Umgebung machen. Entsprechende Tipps gibt es in Deutschland u. a. von der BZgA (Bundeszentrale für gesundheitliche Aufklärung).

13 Untersuchungstechniken

13.1 Blutentnahme

Kapillär

Diese Art der Blutentnahme ergibt ein gemischt venöses Ergebnis. Die Entnahme ist einfach, da es verschiedene Entnahmesysteme für eine gute Blutung mit rascher Entnahme auf dem Markt gibt. Kühle Extremitäten oder eine Mikrozirkulationsstörung können die Entnahme erschweren oder gar verhindern. Bei nicht korrekter Durchführung an der Hacke sind Osteomyelitiden oder lokale Abszessbildung möglich. Intensives Melken kann zu deutlicher Hämatombildung führen. Für größere Blutmengen ist diese Methode nicht geeignet.

Für die folgenden Entnahmemethoden gilt, dass sie als Einzelpunktion oder aber mit der Anlage eines Verweilsystems möglich sind. Eine mehrfache Blutentnahme ist im Kindesalter jedoch nur aus arteriellen Systemen möglich, da die noch dünnen Venenwände rasch kollabieren und eine Entnahme mit Unterdruck nicht ermöglichen.

Venös

Die Mehrzahl an Blutentnahmen wird venös abgenommen. Venen sind gut zu punktieren, man kann gut eine größere Blutmenge abnehmen. Für bestimmte Fragestellungen sind der Entnahmeort und die Dauer eines venösen Staus wichtig. Nachblutungen oder Infektionen sind selten. Die Entnahme kann durch einen vorübergehenden Spasmus der Vene erschwert oder unmöglich sein. Übliche Punktionsorte sind Kopfvenen und an den Extremitäten.

Arteriell

Die Entnahme ist bestimmten Fragestellungen zur Beatmungssteuerung vorbehalten. Für größere Abnahmen kann es von Vorteil sein, ein arterielles Gefäß getroffen zu haben. Nachblutungen können mit längerer und stärkerer Kompression vermieden werden, sind aber auch der Grund für größere Blutverluste. Ein Teil der Parameter, u. a. die Elektrolyte, sind gegenüber den üblichen Normwerten verändert. Daher sollte die Entnahmeart für die korrekte Interpretation vermerkt sein. Reizungen der Wand durch Fehlpunktionen können auch zu einem Spasmus führen, der ein zeitnahes Punktieren unmöglich macht oder zumindest erschwert. Für eine gezielte Punktion ist meist ein steileres Eingehen mit der Nadel erforderlich. Bei gut oxygenierten Patienten kann an der hellroten Farbe die erfolgreiche arterielle Punktion erkannt werden.

13.2 Punktionen

Gefäße

Für eine längerfristige Behandlung ist es oft nötig, Katheter in große Gefäße zu legen. Im Wesentlichen stehen dafür zwei Systeme zur Verfügung: Zum einen die Punktion eines Gefäßes mit einer Venenverweilkanüle, z. B. 24G, und darüber das Einbringen eines Katheters bis vor den rechten Vorhof. Zur Unterstützung sind diese Katheter mit einem feinen Draht ausgestattet, der die Instillation vereinfacht. Andere Modelle werden mit Hilfe von Flüssigkeit eingeschwemmt, da dabei die Vene gefüllt und damit das Einbringen erleichtert wird. Für größere Katheter wird häufig die Einlage mit Hilfe der »Seldinger«-Technik vorgenommen. Dabei wird nach Punktion des Gefäßes ein Draht eingelegt, die Kanüle entfernt und nach Aufdehnen der Punktionsstelle mit einem Obturator der Katheter über den Draht vorgeschoben und dieser anschließend entfernt. Diese Technik wird auch für die Einlage von Drainagen genutzt.

Pleurahöhle

Ein oft auftretendes Problem ist das Entstehen eines Pneumothorax, der drainiert werden muss. Auch die Ansammlung von Flüssigkeit kann eine Punktion notwendig machen. In beiden Fällen geht es darum, die vollständige Entfaltung der Lunge zu ermöglichen. Dabei muss der eingebrachte Katheter eine gewisse Wandstabilität besitzen, darf aber dadurch nach Möglichkeit keine Quelle permanenter Schmerzen sein, da er im Zwischenrippenraum eingelegt wird. Für die Punktion ist auf eine ausreichende Analgesie zu achten. Auch hier gibt es Katheter, die eine direkte Punktion ermöglichen, und die Anlage einer Drainage mit der »Seldinger«-Technik. Katheter mit vielen Perforationsstellen an der Spitze und einer aufgerollten Spitze haben den Vorteil, nicht so leicht zu verstopfen oder anzuliegen, so dass keine Sogwirkung mehr besteht. Da in der Pleurahöhle im Normalfall ein Unterdruck herrscht, ist die jeweilige Punktionsstelle gegenüber der Atmosphäre durch ein drucktrennendes System, z. B. ein Wasserschloss, zu sichern. Durch einen Sog kann erreicht werden, dass der Pleuraspalt entlastet und in seiner Funktion wieder wirksam wird.

Peritoneum

Für eine Peritonealdialyse wird z. B. ein abdomineller Zugang benötigt. Dieser kann mittels einer Parazentese oder durch die chirurgische Anlage eines großlumigen Katheters erfolgen. Wenn intraabdominelle freie Flüssigkeit vorhanden ist, wird durch Lagerung dafür gesorgt, dass ein möglichst großes Depot im rechten unteren Quadranten entsteht, so dass dort eine sichere Punktion ohne Verletzung von weiteren Strukturen möglich ist. Mit der Ableitung von Aszites oder freier Flüssigkeit ist meist das Grundproblem nicht behoben, daher wird dieser Zugang nur sehr selten gewählt.

Liquor

Die Gewinnung von Liquor dient in der Regel der Diagnostik. Zellzahl, Liquorzucker und -eiweiß können in der Regel rasch bestimmt werden und geben wertvolle Hinweise für die Frage einer vorliegenden Infektion. Mit einem Schnelltest auf Antikörperbasis können auch schon relativ präzise gewisse Erreger identifiziert werden. Eine Bestätigung erfolgt dann in der Kultur.

Eine Punktion erfolgt im Lendenwirbelbereich, die transfontanellen oder subokzipitalen Punktionen werden im klinischen Alltag nicht mehr durchgeführt. Bei Säuglingen kann der ideale Punktionsort auch sonographisch bestimmt werden, bei älteren Kindern wird vor der Punktion getastet, damit der entsprechende Zwischenwirbelraum genutzt wird. Je nach diagnostischem Umfang wird der Liquor in sterilen Röhrchen aufgefangen und anschließend untersucht. Nach der Punktion sollte eine gewisse Ruhezeit eingehalten werden, um postpunktionelle Schmerzen zu vermeiden. Davon sind in der Regel größere Kinder betroffen. Die Punktion findet im Sitzen mit einer möglichst gebeugten Haltung statt, alternativ kann auch im Liegen punktiert werden, was jedoch die richtige Einschätzung der Stichrichtung erschwert. Bei Bedarf kann lokal anästhesiert werden. Bei schnellen Entscheidungsprozessen kann aber auch darauf verzichtet werden.

Harnblase

Die Punktion kann aus diagnostischen Gründen oder zur Einlage eines dauerhaften Ableitesystems erfolgen. Die Punktion ist in der Regel nicht schmerzhafter als eine Gefäßpunktion. Dennoch sollte auf eine ausreichende Analgesie geachtet werden. Idealerweise ist die Blase gut gefüllt, was einfach mit einem Ultraschall zu verifizieren ist. Allerdings kann jeder Kältereiz, z. B. Ultraschallgel oder Desinfektionsmittel, zu einer Miktion führen. Nach der Hautdesinfektion wird oberhalb der Symphyse eingestochen und vorsichtig aspiriert. Für diagnostische Zwecke, wie mikrobiologische Untersuchungen, wird das Material aspiriert und steril in entsprechende Medien überführt. Bei einem suprapubischen Katheter wird dieser über die Punktionskanüle eingeführt und fixiert. Initiale diskrete Blutbeimengungen sind in der Regel artifiziell und sollten rasch sistieren.

13.3 Ultraschall

Beim Ultraschall werden hohe Frequenzen im (Ultra-)Schallbereich genutzt, um mit dem Echo nach Laufzeit und Veränderung durch bewegte Strukturen, z. B. Blut in den Gefäßen, ein Bild zu errechnen. Dabei ist die Eindringtiefe von der Frequenz abhängig: Je höher sie ist, desto geringer die Eindringtiefe, aber dafür umso detailreicher das Bild. Je moderner die eingesetzte Technik ist, desto mehr Rechenleistung wird benötigt, um die Bilder zu errechnen. Die eingesetzten Sonden sind nach Anordnung der Sendekristalle unterschiedlich geformt und ermöglichen damit ein weites Spektrum an Untersuchungen. Bislang wird davon ausgegangen, dass bei der Untersuchung keinerlei schädigende Strahlung den Körper belastet. Bei »Doppler«-Untersuchungen wird eine deutlich höhere Strahlenintensität genutzt. Daher sollten diese Anwendungen, besonders bei Säuglingen, nur kurz und ganz gezielt eingesetzt werden. Ansonsten hat diese Untersuchungstechnik viele Vorteile: keine Strahlenbelastung durch ionisierende Strahlen, keine weiteren Voraussetzungen bezüglich Lagerung, Ruhe oder Untersuchungsort, kann am Bett durchgeführt werden, jederzeit verfügbar, liefert ein Bild in Echtzeit, mehrfach wiederholbar, diverse Einsatzmöglichkeiten und z. T. auch Untersuchungen, die bei Älteren nicht mehr möglich sind (z. B. Wirbelsäule, Rückenmark und Schädel).

13.4 Röntgen und CT

Klassisch angefertigte Aufnahmen vom Thorax sind immer noch eine der häufigsten Darstellungen, die in der Pädiatrie benötigt werden. Die gute Übersicht ist ein wesentlicher Vorteil dieser Untersuchung. Jedoch ist diese Untersuchung nur zweidimensional und ein Summenbild, alle Informationen im Strahlengang werden aufsummiert dargestellt. Für einen räumlichen Eindruck benötigen wir eine Schichtdarstellung und die Möglichkeit, daraus auch ein dreidimensionales Bild zu errechnen. Mit einem CT kann eine solche Projektion in wenigen Sekunden aufgenommen und nachfolgend dargestellt werden. Bei diesen Untersuchungen wird nur ein Bruchteil der Zeit einer MRT-Aufnahme benötigt. Allerdings kommen hier ionisierende Strahlen zum Einsatz. Durch den Gebrauch von digitalen Methoden konnte die Belastung deutlich gesenkt werden. Die Anwendung muss weiterhin genau abgewogen werden, wenn es um die Darstellung des kindlichen Kopfes geht. Da dabei die Augen mehrfach im Strahlengang sind, kann die Linse, als sehr strahlensensibles Organ, geschädigt werden. Mit dem MRT steht eine strahlungsfreie Alternative zur Verfügung, allerdings häufig nur mit Sedierung des Patienten für die Dauer der Untersuchung.

13.5 MRT

Das bevorzugte Verfahren für eine Schichtdarstellung in der Pädiatrie ist ein MRT. Für die Bilderzeugung werden keine ionisierenden Strahlen benötigt. Sehr vereinfacht dargelegt, ist das Grundprinzip für die Bilderzeugung das An- und Abschalten eines starken Magnetfelds, das wiederum besonders Wasserstoffionen ausrichtet und dadurch eine Rotationsbewegung (engl. Spin) auslöst. Diese Bewegung erzeugt eine Wechselstromspannung, die gemessen werden kann. Die Relaxation, d. h. die Rückkehr in die Ausgangsposition, ist vom Umfeld der Elektronen abhängig und somit werden unterschiedliche Helligkeiten erzeugt. Dazu werden mit Zeitkonstanten T1 und T2 Messungen durchgeführt. Dabei kann mit T1 gewichteten Bildern besonders Fettgewebe hell und auch Strukturen, die reichlich Fett enthalten, z. B. Knochenmark, sichtbar gemacht werden. In den T2 gewichteten Bildern lassen sich flüssigkeitsreiche Strukturen besonders gut darstellen. Da die Bilderzeugung besonders von den Wasserstoffionen abhängig ist, lassen sich Gewebe mit einem hohen Flüssigkeitsgehalt sowie Tumore und Entzündungen besonders gut darstellen. Knochen hingegen sind keine Domäne der Kernspintomographie. Die Messzeiten sind, abhängig von den Zeitkonstanten, unterschiedlich lang und für präzise Bilder sollten zwischenzeitlich keine Bewegungen stattfinden. Daher werden bei kleinen Kindern diese Untersuchungen in Sedierung durchgeführt. Auch ist die relative Enge in der Röhre ein zusätzlicher Grund dafür. Damit sind schon die wesentlichen Nachteile dieser Untersuchung beschrieben. Wegen des magnetischen Umfelds können nicht automatisch medizinische Gerätschaften wie Monitor, Beatmungsgerät, Spritzenpumpen u. Ä. benutzt werden. Fehlfunktionen und Störungen im Bildaufbau können nicht ausgeschlossen werden. Magnetisierbare Metalle in Implantaten, Schmuck, an Kleidungsstücken etc. können sich bei der Untersuchung stark erwärmen und Verbrennungen verursachen. Auch sie stellen eine Quelle für Artefakte dar, die vor der Untersuchung entfernt werden müssen. Für pränatale Fragestellungen ist diese Methode, wenn der Ultraschall keine ausreichende Diagnose zulässt, die erste Wahl nach dem 1. Trimenon. Schädigungen und Auswirkungen auf den Fötus sind bislang nicht beschrieben.

13.6 Szintigraphie

Zur Darstellung von Stoffwechselprozessen, Entzündungen oder Ausscheidungsfunktionen wird ein radioaktiv markierter Stoff appliziert und mit Hilfe von einer Gammakamera die Strahlungsverteilung gemessen. So können z. B. die seitengetrennte Funktion der Nieren detektiert und Aussagen über die Funktionsfähigkeit der Nieren getroffen werden. Die Strahlenbelastung ist dabei meist geringer als bei einem konventionellen Röntgenbild. Aber auch hier gilt für Kinder und Jugendliche, dass der diagnostische Vorteil überwiegen soll und die Notwendigkeit sorgfältig gegenüber anderen Untersuchungsmethoden abzuwägen ist. Zudem soll der Patient bei der Messung durch die Gammakamera ruhig liegen. Auch wenn die Nuklide rasch zerfallen, bleibt ein Patient nach der Untersuchung noch für 24–48 Stunden eine Strahlenquelle, daher sollte der Kontakt zu Schwangeren solange vermieden werden.

13.7 PET-CT und PET-MRT

PET beschreibt ein auf dem Grundprinzip der Szintigraphie aufgebautes Verfahren mit einem CT oder MRT als hybriderweitertes Bildgebungsverfahren. Radionuklotide, die innerhalb von Nanosekunden zerfallen und sich meist in hochaktiven Geweben anreichern, werden mit dem PET (Positronen Emissions Tomogramm) detektiert und nur mit geringer Ortauflösung dargestellt. Durch die Nutzung von CT oder MRT kann die Lokalisation der auffälligen Befunde deutlich verbessert und präzisiert werden. Zum Einsatz kommen diese Systeme derzeit bei onkologischen Fragestellungen oder im Rahmen von Hirnforschung (Demenz und weitere degenerative Prozesse). Bislang gibt es keinen Einsatz bei kleinen Kindern.

Literatur

AG HPV der Ständigen Impfkommission (STIKO) (2018). *Wissenschaftliche Begründung für die Empfehlung der HPV-Impfung für Jungen im Alter von 9 bis 14 Jahren*. Epid Bull, 26, 233–250, doi: 10.17886/EpiBull-2018-032.1

Apgar, V. (1953). *A proposal for a new method of evaluation of the newborn infant*. Anaesth Analg, 32(4), 260–267.

Ballard, J.L., Khoury, J.C., Wedig, K., Wang, I., Eilers-Walsman, B.L., Lipp, R. (1991). *New Ballard Score, expanded to include extremely premature infants*. J Pediatr, 119(3), 417–423, doi: https://doi.org/10.1016/S0022-3476(05)82056-6

Berufsverband der Frauenärzte e. V. (BVF), Bundesverband »Das frühgeborene Kind« e. V. (BVDfK), Deutsche Gesellschaft für Gynäkologie und Geburtshilfe (DGGG) et al. (2016). *Prophylaxe der Neugeborenensepsis – frühe Form – durch Streptokokken der Gruppe B*. AWMF-Register Nr. 024/020. Klasse: S2k. Zugriff am 15.11.2022 unter: https://register.awmf.org/assets/guidelines/024-020l_S2k_Prophylaxe_Neugeborenensepsis_Streptokokken_2016-04-abgelaufen.pdf

Berufsverband der Kinder- und Jugendärzte e. V. (Hrsg.) (o. J.). *U10 – Vorsorge im Grundschulalter*. Zugriff am 21.10.2022 unter: https://www.kinderaerzte-im-netz.de/vorsorge/schulkind-u10-bis-u11/u10-vorsorge-im-grundschulalter/

Bundesinstitut für Risikobewertung (BfR) (Hrsg.) (2017). Schutz vor Toxoplasmose. Zugriff am 21.10.2022 unter: https://www.bfr.bund.de/cm/350/verbrauchertipps_schutz_vor_toxoplasmose.pdf

Bundeszentrale für gesundheitliche Aufklärung (BZgA) (Hrsg.) (2022). *Krankheiten und Infektionen in der Schwangerschaft: Scheidenpilz-Infektion*. In: Familienplanung.de. Zugriff am 02.11.2022 unter: https://www.familienplanung.de/schwangerschaft/beschwerden-und-krankheiten/akute-erkrankungen-und-infektionen/scheidenpilz-infektion/

Devlin, L.A., Breeze, J.L., Terrin, N. et al. (2020). *Association of a Simplified Finnegan Neonatal Abstinence Scoring Tool With the Need for Pharmacologic Treatment for Neonatal Abstinence Syndrome*. JAMA Netw Open, 3(4), e202275, doi: 10.1001/jamanetworkopen.2020.2275

Deutsche AIDS-Gesellschaft (DAIG), Österreichische AIDS-Gesellschaft (ÖAIG), Deutsche Gesellschaft für Gynäkologie und Geburtshilfe (DGGG) et al. (2020). Deutsch-Österreichische Leitlinie zur HIV-Therapie in der Schwangerschaft und bei HIV-exponierten Neugeborenen. S2k-Leitlinie. AWMF-Register-Nr.: 055 – 002. Version 5.0. Zugriff am 21.10.2022 unter: https://www.awmf.org/uploads/tx_szleitlinien/055-002l_S2k_HIV-Therapie-Schwangerschaft-und-HIV-exponierten_Neugeborenen_2020-10_01.pdf

Deutsche Gesellschaft für Kinder- und Jugendmedizin e. V. (DGKJ) (2020). *Gesundes Essen für mein Kind. Elterninformationen der DGKJ*. Erstellt von der Ernährungskommission der DGKJ in Zusammenarbeit mit dem Berufsverband der Kinder- und Jugendärzte e. V. (BVKJ). Zugriff am 21.10.2022 unter: https://www.dgkj.de/fileadmin/user_upload/images/Elternseite/Elterninformationen/DGKJ_GESUND_ESSEN.pdf

Deutsche Gesellschaft für Pädiatrische Infektiologie e. V. (DGPI), Berner, R., Bialek, R. et al. (Hrsg.) (2018). *DGPI Handbuch. Infektionen bei Kindern und Jugendlichen*. 7. vollständig überarbeitete Aufl. Stuttgart, New York: Thieme.

Deutscher Rat für Wiederbelebung – German Resuscitation Council e. V. (GRC) (Hrsg.) (2021). *Reanimation 2021 – Leitlinien kompakt*. Überarbeitete Version 2022. Ulm. Zugriff am 21.10.2022 unter: https://www.grc-org.de/downloads/Leitlinien%20kompakt_26.04.2022.pdf

Dubowitz, L. & Dubowitz, V. (1981). *The neurological assessment of the preterm and full-term newborn infant*. Clinics in developmental medicine, Band 79. London: Heinemann.

Ferretti, P., Pasolli, E., Tett, A. et al. (2018). *Mother-to-Infant Microbial Transmission from Different Body Sites Shapes the Developing Infant Gut Microbiome*. Cell Host Microbe, 24(1), 133–145.e5. doi: 10.1016/j.chom.2018.06.005

Flemmer, A.W, Maier, R.F, Hummler, H. (2013). *024/023 S2k-Leitlinie: Behandlung der neonatalen Asphyxie unter besonderer Berücksichtigung der *therapeutischen Hypothermie*. AWMF-Register Nr. 024/023, Klasse: S2k. Deutsche Gesellschaft für Neonatologie und pädiatrische Intensivmedizin. Wird aktuell überarbeitet, Zugriff am 10.10.2022 unter: https://gnpi.de/wp-content/uploads/2020/07/024-023l_S2k_Behandlung_der_neonatalen_Aphyxie_unter_besonderer_Beruecksichtigung_der_therapeutischen_Hypothermie_2013-06.pdf

G-BA (Hrsg.) (2016a). *Richtlinie des Gemeinsamen Bundesausschusses zur Jugendgesundheitsuntersuchung (Jugendgesundheitsuntersuchungs-Richtlinie)*. In der Fassung vom 26. Juni 1998, veröffentlicht im Bundesanzeiger Nr. 159 vom 27. August 1998, in Kraft getreten am 28. August 19981, zuletzt geändert am 21. Juli 2016, veröffentlicht im Bundesanzeiger AT 12.10.2016 B4, in Kraft getreten am 1. Januar 2017. Zugriff am 21.10.2022 unter: https://www.g-ba.de/downloads/62-492-1270/RL-JUG_2016-07-21_iK-2017-01-01.pdf

G-BA (Hrsg.) (2016b). *Tragende Gründe zum Beschluss des Gemeinsamen Bundesausschusses über eine Änderung der Richtlinie über die Früherkennung von Krankheiten bei Kindern bis zur Vollendung des 6. Lebensjahres (Kinder-Richtlinie): Screening auf kritische angeborene Herzfehler mittels Pulsoxymetrie bei Neugeborenen*. Zugriff am 21.10.2022 unter: https://www.g-ba.de/downloads/40-268-4065/2016-11-24_Kinder-RL_Pulsoxymetrie-Screening-Neugeborene_TrG.pdf

G-BA (Hrsg.) (2022). *Richtlinie des Gemeinsamen Bundesausschusses über die Früherkennung von Krankheiten bei Kindern (Kinder-Richtlinie)*. In der Fassung vom 18. Juni 2015, veröffentlicht im Bundesanzeiger AT 18.08.2016 B1, zuletzt geändert am 21. April 2022, veröffentlicht im Bundesanzeiger AT 22.06.2022 B3, in Kraft getreten am 23. Juni 2022. Zugriff am 21.10.2022 unter: https://www.g-ba.de/downloads/62-492-2848/Kinder-RL_2022-04-21_iK-2022-06-23.pdf

Gesellschaft für Virologie e. V., Deutsche Vereinigung zur Bekämpfung der Viruskrankheiten e. V., Deutsche Gesellschaft für Gynäkologie und Geburtshilfe e. V. et al. (Hrsg.) (2021). *Labordiagnostik schwangerschaftsrelevanter Virusinfektionen*. S2k-Leitlinie. AWMF-Registernummer 093/001. Version 2.0. Zugriff am 21.10.2022 unter: https://www.awmf.org/uploads/tx_szleitlinien/093-001l_S2k_Labordiagnostik-schwangerschaftsrelevanter-Virusinfektionen_2022-02.pdf

Katholisches Klinikum Bochum (Hrsg.) (2022). *Kinder- und Jugendmedizin*. Zugriff am 02.11.2022 unter: https://www.klinikum-bochum.de/fachbereiche/kinder-und-jugendmedizin/forschungsdepartment-kinderernaehrung/praeventive-ernaehrungskonzepte.html

Kersting M., Kalhoff, H., Melter, M., Lücke, T. (2018). *Vegetarische Kostformen in der Kinderernährung? Eine Bewertung aus Pädiatrie und Ernährungswissenschaft*. Aktuelle Ernährungsmedizin, 43(02), 78–85, doi: 10.1055/a-0595-3261

Kopp, M.V., Muche-Borowski, C., Abou-Dakn, M. et al. (2022). *S3-Leitlinie Allergieprävention*. AWMF-Registernr. 061-016. Version 4.0. Zugriff am 06.03.2023 unter: https://register.awmf.org/assets/guidelines/061-016l_S3_Allergiepraevention_2022-11.pdf

Krings, A., Jacob, J., Seeber, F. et al. (2021). *Estimates of Toxoplasmosis Incidence Based on Healthcare Claims Data, Germany, 2011–2016*. Emerg Infect Dis., 27(8), 2097–2106. https://doi.org/10.3201/eid2708.203740

Langman, J. (1985). *Medizinische Embryologie. Die normale menschliche Entwicklung und ihre Fehlbildungen*. 7. überarbeitete und erweiterte Aufl. Deutsche Übersetzung von Ulrich Drews. Stuttgart: Thieme.

Lindinger, A., Schwedler, G., Hense, H.-W. (2010). *Prevalence of Congenital Heart Defects in Newborns in Germany: Results of the First Registration Year of the PAN Study (July 2006 to June 2007)*. Klin Pädiatr, 222(5), 321–326.

March of Dimes, PMNCH, Save the Children, WHO (2012). *Born Too Soon: The Global Action Report on Preterm Birth*. Hrsg. von Howson, C.P., Kinney, M.V., Lawn, J.E. Geneva: WHO.

OMIM® (Online Mendelian Inheritance in Man®) (2021a). *#243180. VISCERAL NEUROPATHY, FAMILIAL, 1, AUTOSOMAL RECESSIVE; VSCN1*. Creation Date: Victor A. McKusick: 6/3/1986. Contributors: Marla J.F. O'Neill – updated: 08/02/2021, Edit History: carol: 08/02/2021. Johns Hopkins University. Zugriff am 21.10.2022 unter: https://www.omim.org/entry/243180?search=243180&highlight=243180

OMIM® (Online Mendelian Inheritance in Man®) (2021b). *#619465. VISCERAL NEUROPATHY, FAMILIAL, 2, AUTOSOMAL RECESSIVE; VSCN2*. Creation Date: Marla J.F. O'Neill: 08/02/2021. Edit History: alopez: 08/02/2021. Johns Hopkins University. Zugriff am 21.10.2022 unter: https://www.omim.org/entry/619465?search=%E2%80%A2%20619465&highlight=619465

Poets, C.F., Roberts, R.S., Schmidt, B. et al. (2015). *Association Between Intermittent Hypoxemia or Bradycardia and Late Death or Disability in Extremely Preterm Infants*. JAMA, 314(6), 595–603, doi: 10.1001/jama.2015.8841

Robert Koch-Institut (RKI) (Hrsg.) (2018). *RKI-Ratgeber Toxoplasmose*. Epid Bull, 42, 451–457, doi: 10.17886/EpiBull-2018-051

Robert Koch-Institut (RKI) (Hrsg.) (2022). *Neue Ansätze zur Diagnose und Therapie der Toxoplas-*

mose. Zugriff am 21.10.2022 unter: https://www.rki.de/DE/Content/Institut/OrgEinheiten/Abt1/FG16/Toxoplasma_gondii.html;jsessionid=143B2DE00AEE5C2592D0AC6A96539760.internet102?nn=2390148

Sarnat, H. & Sarnat, M. (1976). *Neonatal Encephalopathy Following Fetal Distress. A Clinical and Electroencephalographic Study*. Arch Neurol, 33 (10), 696–705, doi: 10.1001/archneur.1976.00500100030012

Ständige Impfkommission (2010). *Mitteilung der Ständigen Impfkommission (STIKO) am Robert Koch-Institut (RKI). Änderung der Empfehlung zur Impfung gegen Masern*. Epid Bull, 32, 315–322.

Ständige Impfkommission (2022). *Empfehlungen der Ständigen Impfkommission (STIKO) beim Robert Koch-Institut 2022*. Epid Bull, 4, 3–67, doi: 10.25646/9285.3

Stevenson, D., Benitz, W., Sunshine, P., Hintz, S., Druzin, M. (Hrsg.) (2009). *Fetal and Neonatal Brain Injury*. 4. Aufl. Cambridge: Cambridge University Press. doi: 10.1017/CBO9780511581281

Thompson, C.M., Puterman, A.S., Linley, L.L. et al. (1997). *The value of a scoring system for hypoxic ischaemic encephalopathy in predicting neurodevelopmental outcome*. Acta Paediatrica, 86(7), 757–761, doi: 10.1111/j.1651-2227.1997.tb08581.x

Wilson, B.C., Butler, E.M., Grigg, C.P. et al. (2021). *Oral administration of maternal vaginal microbes at birth to restore gut microbiome development in infants born by caesarean section: A pilot randomised placebo-controlled trial*. EBioMedicine, 69 (103443), doi: https://doi.org/10.1016/j.ebiom.2021.103443

Zemlin, M., Berger, A., Franz, A. et al. (2018). *Bakterielle Infektionen bei Neugeborenen*. AWMF-Leitlinien-Register Nr. 024/008. Entwicklungsstufe: 2k. Version 4.2. Zugriff am 21.10.2022 unter: https://www.awmf.org/uploads/tx_szleitlinien/024-008l_S2k_Bakterielle_Infektionen_Neugeborene_2021-03.pdf

Übersichtswerke

Hübler, A., Jorch, G. (Hrsg.) (2019). *Neonatologie. Die Medizin des Früh- und Reifgeborenen*. 2., aktualisierte und erweiterte Aufl. Stuttgart: Thieme.

Langman, J. (1985). *Medizinische Embryologie. Die normale menschliche Entwicklung und ihre Fehlbildungen*. 7. überarbeitete und erweiterte Aufl. Deutsche Übersetzung von Ulrich Drews. Stuttgart: Thieme.

Maier, R.F. & Obladen, M. (2017). *Neugeborenenintensivmedizin: Evidenz und Erfahrung*. Unter Mitarbeit von Brigitte Stiller. 9., überarbeitete Aufl. Berlin: Springer.

Stevenson, D., Benitz, W., Sunshine, P., Hintz, S., Druzin, M. (Hrsg.) (2009). *Fetal and Neonatal Brain Injury*. 4. Aufl. Cambridge: Cambridge University Press. doi: 10.1017/CBO9780511581281

Stichwortverzeichnis

A

Abwehr
- spezifische 23
- unspezifische 30

Achondroplasie 119
Adaptation 9, 11–13, 16, 21, 105
- gestörte 9, 11–13, 16, 21, 105

akzessorische Mamille 124
allergische Erkrankungen 78
Alpha-1-Antitrypsin 78
Alpha-1-Antitrypsinmangel 75, 78, 91
Amnionbänder 112
Amnioninfektion 17
Analatresie 91
Anenzephalie 50, 51, 56
Anoxie 17
Aortenisthmusstenose 81, 83
APGAR 20, 57, 61
Aplasia cutis congenita 125
Apnoe
- primäre 17
- sekundäre 17

Arnold-Chiari 54
Asphyxie 17, 21, 70, 86, 110, 140
Atemzüge 12
auskühlen 13, 16
AV-Malformation 84
Azidose 16, 83, 90, 90

B

Bauchdeckenanomalien 94
Beatmung 16, 63, 69, 71, 72, 76, 82
Beratungstätigkeit 9, 18
Blutung
- Nebennieren- 110
- subaponeurotische 58, 59, 132

Bronchiole 69, 72
Bronchitis 40, 75, 78
B-Streptokokken 34

C

Café-au-lait-Fleck 64
Caput succedaneum 58
Cholestase 78, 91, 105, 106
Chonalatresie 73
Clostridien 105
CMV *Siehe* Cytomegalievirus
Colonatresie 91
Colonstenose 91
Commotio 132
commotio cordis 62
contusio cordis 62
Corpus callosum 52
Cytomegalievirus 45

D

Dandy-Walker 54
Deformationen 50
Denver Entwicklungstest 21
Dermatitis exfoliativa neonatorum 128
Disruptionen 50
Drogen 17
ductus ateriosus 80, 81
Duodenalatresie 90
Dysmelien 114
Dysostosen 119
Dysplasie 50, 53, 64
- bronchopulmonale 36, 72
- neuronale intestinale 94

E

Ektoparasiten 47
Enterothorax 71
Enterovirus 45
Enzephalopathie 17, 21, 66
Enzephalozele 50, 55, 56
Epidermolysis 123
Ernährung
- vegane 28

Erythema toxicum neonatorum 124
Exanthema subitum 124
Exostosen 112

F

Fazialisparese 59, 60, 132
feto-fetale Transfusion 17
Fettgewebe
– braun 13, 138
Finnegan 21, 140
FIP 100
Fontanelle 54, 63
foramen ovale 12, 80, 82
Früherkennung 18, 141
Frühgeburt
– extreme 11
– späte 11
Frühsommer-Meningoenzephalitis 42

G

Galaktosämie 20, 27
Gallengangatresie 90
Gastroschisis 94
Geburtsgewicht 11, 26
Gestationsalter 11, 12, 27, 68, 72
Gestose 17
Glasknochenerkrankung 118
glomus caroticum 13
Gluten 26

H

Hämatochezie 103
Harnröhrenklappe 107
Harnwegsinfektionen 109
Hepatitis 24, 43–45, 87, 91
Herpes simplex 40
Herzdruckmassage 16
Herzinsuffizienz 17, 82, 84–87
Herzrhythmusstörungen
– bradykarde 84
– tachykarde 84
Heterotypien
– neuronale 53
Hexadaktylie 111
HIV 42, 44, 45, 87, 140
Holoprosenzephalie 50, 51
Horner-Syndrom 61, 62, 131
Hörtest 19
Hüfte 116

humanes Papillomvirus 44
Hydrops fetalis 39, 73
Hydrozephalus 48, 53, 54, 56
Hypoglykämie 16, 85
Hypoxie 17, 39, 67, 71, 77, 79, 84, 85

I

Ichthyose 128
Impfempfehlung 24, 42, 44
Impfpflicht 24, 38, 42
Impfungen 9, 18, 20, 23, 24, 36, 42, 46, 64
Impressionsfraktur 59
Incontinentia pigmenti Bloch-Sulzberger 128
Infektion 23, 31, 33–49, 69, 75, 84, 87, 100, 109, 118, 127, 136
– bakterielle 34
– virale 36
Infektiöse Mononukleose 37, 38
Influenza 41, 87
Ingestionsunfall 134
intraventrikuläre Hämorrhagie 57

J

Joubert-Syndrom 57

K

Kardiomyopathie 86
Kaudales Regressionssyndrom 115
Kawasaki-Syndrom 88
Kephalhämatom 58, 59
Kindesmisshandlung 132
Kleinhirnhypoplasie 54
Klumpfuß 116
Kniegelenk 116
Knopfzellen 134
Kolostrum 13, 26
Kongenitale zystisch-adenoide Malformation 72
kopfgelenkinduzierte Symmetriestörung 131
Kurzdarmsyndrom 105

L

Lidschluss
– unvollständiger 59
Lungenagenesie 72
Lymphangiektasie 73

M

Makroglossie 73
Makrozephalie 56
Marfan-Syndrom 88
Marmorknochenkrankheit 119
Masern 24, 32, 36, 37, 39, 87, 142
Meckeldivertikel 100
Mekoniumaspiration 68
Mekoniumileus 101
Mekoniumpfropfsyndrom 101
Mesenterialhernie 92
Mesenterialinfarkt 100
Mikrobiom 13, 25, 30, 89, 104
Mikrozephalie 45, 56
Mikrozvilli 94
Milaria cristailina 125
Moro-Reflex 61
Muccopolysaccaridosen 122
Mukoviszidose 20, 75, 77, 78, 102
Mumps 39, 42, 87
Muskelatrophie 118
Muttermilch 13, 25–27, 30, 43, 46, 47, 105

N

Nabelschnur 12, 17
Naevi 124
Naevus flammeus 65
Nahrungsmittelallergene 26
NEC 100
Nekrose 17, 63, 87, 100, 112
nephrotisches Syndrom 110
neurogene Blase 108
Neuropraxie 60
Nierenagenesie 107
Nierenvenenthrombose 110
Nuckelblase 124

O

Oligohydramion 70, 107
Oligosaccaride 25
Omphalozele 94
Osteomyelitiden 117
Osteopenia praermaturorum 117
Osteopetrose 119

P

Pankreas anulare 90
periventrikuläre Leukomalazie 45, 58

persistierender fetaler Kreislauf 85
Perzentile 11, 12, 20, 56
Petrussa 21
Phakomatose 64–66
Phenylketonurie 27
Pilzinfektionen 48
Plazenta prävia 17
Plazentainsuffizienz 17, 70
Plexus brachialis 60, 61, 131
Plexuslähmung 61
Pneumonie 35, 36, 40, 45, 68, 75, 76, 85
Pneumothorax 68–70, 73, 85, 136
Polio 24, 42, 87
Polyhydramion 17
Postexpositionsprophylaxe 38, 40
Präeklampsie 17, 63
Prostaglandintherapie 84
Pulmonalatresie 83
Pulmonalstenose 81, 83
Pulsoxymetrie-Screening 19, 82, 141
Pyodermie 127

R

Retinopathie prematuorum 79
Rhabdomyom 65
Ringelröteln 37, 39
Röteln 24, 32, 36–39, 87

S

Sarnat 21, 142
Sättigungsscreening 19
Schädelfraktur 132
Schädelprellung 132
Schwannom 64, 65
Sepsis 31, 34, 35, 37, 41, 63, 68, 85, 87, 117, 118, 128
Septumhypertrophie 86
Spina bifida 51, 55, 56
Stickstoffmonoxid 70
Stoffwechseluntersuchung 19
Strabismus 54
Sturge-Weber-Krabbe-Syndrom 65
Surfactant 68, 69, 77
– Mangel 68
Syndaktylie 68
systematische inflammatorische Reaktion 34

T

Thompson 21

Thrombose   63, 88, 110
Toxoplasmose   47, 51, 141
transiente pustulöse Melanose   124

U

Ureaplasma urealyticum   36
Ureterabgangsstenosen   107

V

VACTERL   90
Ventrikelseptumdefekt   81–83
Verbrennung   133
Verbrühung   133

Volvolus   92
Vorhofseptumdefekt   81, 83

W

Widerstand
– pulmonaler   12, 70, 71, 82, 85
Williams-Beuren-Syndrom   88
Windpocken   39, 40

Z

Zervikalmark   61
Zwerchfellhernie   71
zystische Fibrose   77